AF820513

VERHANDLUNGEN

DER

BERLINER OPHTHALMOLOGISCHEN GESELLSCHAFT

IN DEN JAHREN 1893—1904

HERAUSGEGEBEN

VON

DEM VORSTAND DER GESELLSCHAFT

MIT ZAHLREICHEN FIGUREN

LEIPZIG
VERLAG VON VEIT & COMP.
1905

Druck von Metzger & Wittig in Leipzig.

Vorstand der Berliner Ophthalmologischen Gesellschaft.

	1893—1895	1896	1897	1898—1902	1903—1904
I. Vorsitzender	Burchardt	Burchardt (†)	J. Hirschberg	J. Hirschberg	v. Michel
II. „		J. Hirschberg	Cl. du Bois-Reymond	Cl. du Bois-Reymond	J. Hirschberg
III. „					Greeff
I. Schriftführer	Cl. du Bois-Reymond	Cl. du Bois-Reymond	Wertheim	Wertheim	Wertheim
II. „		Kuthe	Kuthe	Kuthe	Cl. du Bois-Reymond
III. „					F. Schöler
I. Kassirer	Gutmann	Gutmann	Gutmann	Ginsberg	Ginsberg
II. „		Fürst	Fürst (†)	Türk	

Verzeichniss der Mitglieder

am 1. Januar 1905.

1. Dr. Abelsdorff, Privatdocent.
2. Dr. Adam.
3. Dr. Braune.
4. Dr. Bruns.
5. Dr. Cohn, Emil.
6. Dr. Cohn, Paul.
7. Dr. Crzellitzer.
8. Dr. du Bois-Reymond, Privatdocent.
9. Dr. Ehrenfried.
10. Dr. Enslin.
11. Dr. Fehr.
12. Dr. Feilchenfeld, Wilhelm.
13. Dr. Fritze.
14. Dr. Ginsberg.
15. Dr. Greeff, Professor.
16. Dr. Grunow.
17. Dr. Gutmann, Adolf.
18. Dr. Gutmann, Gustav.
19. Dr. Hamburger.
20. Dr. v. Haselberg, Stabsarzt.
21. Dr. Helbron, Privatdocent.
22. Dr. Herzog, Privatdocent.
23. Dr. Hethey.
24. Dr. Heymann.
25. Dr. Hirsch.
26. Dr. Hirschberg, H.
27. Dr. Hirschberg, J., Geh. Med.-Rat, Professor.
28. Dr. Hoffmann.
29. Dr. Horstmann, Professor.
30. Dr. Jacobsohn, Ernst.
31. Dr. Koch.
32. Dr. Körber.
33. Dr. Koll.
34. Dr. Kowalewsky.
35. Dr. Kuthe.
36. Dr. Laas.
37. Dr. Lassar, Professor.
38. Dr. Lehmann.
39. Dr. Levin
40. Dr. Levinsohn, Privatdocent.
41. Dr. Licht.
42. Dr. Lichtenstein.
43. Dr. Loeser.
44. Dr. May.
45. Dr. Mendel, F.
46. Dr. Meuser.
47. Dr. Meyer.
48. Dr. v. Michel, Geh. Med.-Rat, Professor.
49. Dr. Moll.
50. Dr. Mühsam.
51. Dr. Nagel, Professor
52. Dr. Neumann.
53. Dr. Nicolai, Stabsarzt.
54. Dr. Oppenheimer.
55. Dr. Paderstein.
56. Dr. Paradies.
57. Dr. Pollack.
58. Dr. Radziejewsky.
59. Dr. Reichenheim.
60. Dr. Rosenstein.
61. Dr. Roth, Oberstabsarzt.
62. Dr. Salomon.
63. Dr. Salomonsohn.
64. Dr. Schley, Stabsarzt.
65. Dr. Schoeler, Fritz.
66. Dr. Schuessele.
67. Dr. Schultz, Heinrich.
68. Dr. Schultz, Paul.
69. Dr. Schulze, Walter.
70. Dr. Schweigger, R.
71. Dr. Seligsohn.
72. Dr. Settegast.
73. Dr. Simon.
74. Dr. Spiro.
75. Dr. Steindorff.
76. Dr. Thorner.
77. Dr. Türk.
78. Dr. Weinbaum.
79. Dr. Wertheim.
80. Dr. Wessely.
81. Dr. Wiesinger, Stabsarzt.
82. Dr. Winselmann.

Ehrenmitglieder.

I. Rudolf Virchow (†).
II. Photinos Panas (†).
III. Louis-Emile Javal.

1893

Sitzung vom 20. April 1893.

Herr Burchardt eröffnete die Sitzung und ertheilte das Wort Herrn G. Gutmann zur Vorstellung eines Falles von Stauungspapille mit fortschreitender Sehstörung, geheilt durch temporäre Schädelresection, von Prof. Hahn.

Die Geschichte dieses Falles ist im Centralbl. f. Augenheilk. 1893 S. 143 publicirt. Zur Vervollständigung der Krankengeschichte seien hier noch folgende Bemerkungen des Vortragenden nachgetragen:

Fast $1^1/_2$ Jahr sind seit der Operation verflossen und die Sehkraft ist nach einigen Schwankungen jetzt wieder so gut geworden, dass Patient ungestört seinem Beruf als Schlächter obliegen kann. Am 13. Febr., also 5 Wochen nach der Operation, war $S = {}^1/_4$, 14 Wochen danach, am 21. Mai $= {}^1/_7$, die Gesichtsfeldsgrenzen waren an beiden Prüfungstagen etwa um 10^0 enger, als vor der Operation. Während nun der Augenspiegel das Bild der regressiven Stauungspapille mit Ausgang in Atrophie zeigte, hob sich gleichzeitig mit dem Allgemeinbefinden die Sehkraft bedeutend und das Gesichtsfeld erweiterte sich erheblich. 9 Monate nach der Operation war $S = {}^1/_3$, und jetzt $1^1/_2$ Jahre danach, ist $S = {}^4/_9$, das Gesichtsfeld ist oben nahezu normal und in den übrigen Meridianen um ca. 30^0 eingeengt. Blau und roth werden in entsprechenden Grenzen erkannt. Die in den ersten 14 Wochen nach der Operation stetig abnehmende centrale Sehkraft darf wohl erklärt werden als eine der colossalen Drucksteigerung nachklingende Ermüdung des Sehnerven, der alsbald, wenn auch sehr allmählich die Erholung folgte. Cessante causa cessat effectus. Wir haben es hier mit einer durch rechtzeitige Beseitigung der Flüssigkeitsansammlung im Ventrikel auf chirurgischem Wege erzielten Heilung einer Stauungspapille zu thun.

Es folgte der Vortrag des Herrn Vorsitzenden Burchardt „Ueber Iritis".

Herr Burchardt: Es kann nicht meine Absicht sein, Ihnen eine Vorlesung über sämmtliche Symptome der Iritis zu halten, sondern ich will Ihnen hier ein einziges vorführen, das bisher nicht genügend beachtet worden ist: die Niederschläge an den Wandungen der vorderen Kammer. Die gewöhnliche focale Beleuchtung reicht nicht hin, um die feinsten Niederschläge sichtbar zu machen. Ich benutze ein von Hirschberg für die Untersuchung der Hornhaut bei Lues hereditaria empfohlenes Verfahren: die Durchleuchtung mit dem Augenspiegel unter Anwendung von Lupenvergrösserung (+ 20 D und mehr). Die beiden Methoden ergänzen sich, indem das auffallende Licht uns die hellen und durchscheinenden, das durchfallende aber nur die fast undurchsichtigen Trübungen erkennen lässt. Die feinen Staubbeschläge, von denen hier die Rede ist, habe ich in allen Fällen von Iritis gefunden.

Mikroskopisch hat Max Knies Beschläge aus der vorderen Kammer bei Iritis serosa untersucht und auch Rundzellen, deren Detritus, aus extracellulären Pigmentkörnchen zusammengesetzt, gefunden. Unter den grösseren Herden war das Epithel der Membrana Descemetii geschwunden, in der Peripherie ging Kerntheilung der Epithelzellen vor sich. Darnach vermuthet Knies, dass das Epithel sich nach dem Abfallen des Beschlags an diesen Stellen wiederergänzt. Der Beschlag soll von der Vorderfläche der Iris herkommen, die im Knies'schen Fall einer Wundfläche ähnlich sah. Auch die Rückfläche der Iris und der Strahlenkörper war in den Krankheitsvorgang hineingezogen. An der freien Linsenfläche hat aber K. nichts gefunden, was den Beschlägen an der Hinterfläche der Hornhaut ähnlich war.

Dem gegenüber steht meine Beobachtung der Beschläge auf der vorderen Linsenkapsel. Ich habe sie 1890 in den Charité-Annalen zuerst beschrieben und freue mich, die Thatsache ihres Vorkommens in der neuesten Auflage von Schweigger's Handbuch anerkannt zu finden (S. 319).

Die unter Lupenvergrösserung eben nur sichtbaren Staubkörnchen auf der Vorderfläche der Linsenkapsel bestehen meiner Ansicht nach aus zusammengeballten Pigmentkörnchen, die nur aus den Pigmentzellen an der Hinterfläche der Iris, bezw. aus dem Strahlenkörper stammen können. Einzeln sind diese Pigmentkörnchen, die in dem mitgebrachten Präparat, das aus zerfallenen Epithelzellen der Hinterfläche der Iris gewonnen ist, nur 0,5—2,0 μ messen, für schwache Vergrösserungen unsichtbar, erreichen aber, wenn sie zu Häufchen zusammengeballt sind, die Grenze der Sichtbarkeit bei unserer Lupenvergrösserung. Ein Analogon zu dem bei der Iritis aus zerfallenden Pigmentzellen nach der vorderen Linsenfläche gelangenden Pigmentkörnchen bildet wohl der bekannte „Staub" im Glaskörper, der auch im durchfallenden Licht schwarz erscheint und von derselben Grössenordnung ist. Der Staub auf der vorderen Fläche der Linse fehlt in keinem Falle von Iritis.

Redner legt ein Präparat, das die Körnchen, abgespült von einem ausgeschnittenen Irisstück, und in Balsam eingebettet, enthält, vor und demonstrirt dann das beschriebene Symptom an den folgenden drei Fällen von Iritis im Stadium der Reconvalescenz.

1. A. Iridocyclitis und Retinitis. Keine Beschläge an der Hornhaut, Staub auf der Linsenkapsel, im Glaskörper wenig Staub (vor dem Aussenrande der Papille). Schlängelung der Netzhautvenen, neben der inneren eine Blutung, Schwellung der Papille.

2. S. Heftige Iritis dextra. Einzelne Beschläge an der hinteren Hornhautfläche. Staub in der Pupillenebene (am besten neben den hinteren Adhäsionen). Staub im Glaskörper. Ueber den oberen Theil des Innenrandes der physiologischen Excavation zieht eine glasartige Membran nach unten.

3. K. Iritis serosa. Drei Infiltrate in der Hornhaut, Beschläge an der Hinterfläche der Hornhaut, Staub im Glaskörper, Schlängelung der Hautvenen.

Nach der Demonstration: Schluss der Sitzung.

I. A.: Cl. du Bois-Reymond.

Sitzung vom 18. Mai 1893.

Herr Burchardt eröffnete die Sitzung und ertheilte das Wort Hrn. Gad zu seinem Vortrage.

Herr Gad sprach: „Ueber Thränenableitung und Lidschlag". Die innigste Beziehung zwischen diesen beiden Functionen hat Henke angenommen in seiner bekannten Theorie, derzufolge bei jedem Lidschluss eine Erweiterung des Thränensackes durch Contraction des „vorderen Thränenmuskels" und bei jeder Lidöffnung eine Compression dieses Sackes durch Contraction des „hinteren Thränenmuskels" eintreten sollte. Nahm man ausserdem mit Merkel an, dass Fasern des hinteren Thränenmuskels, die Thränencanälchen umwindend, deren Lumen bei der Lidöffnung verschlössen, so erhielt man die Vorstellung von einem äusserst kräftigen und wirkungsvollen Pumpwerke, durch welches Thränenflüssigkeit beständig aus dem Conjunctivalsack in die Nasenhöhle fortbewegt würde. Gerade die Mächtigkeit der Wirkung, welche ein solches Pumpwerk entfalten müsste, hatte mir Zweifel an der Richtigkeit der ganzen Vorstellung erweckt, angesichts der Geringfügigkeit der Secretionsintensität der Thränendrüsen, wie sie sich in den Untersuchungen Magaard's ergeben hatte, und angesichts der Thatsache, dass bei Kindern, bei denen nach Vlacovich und Verga das Nasenende des Thränennasenganges noch uneröffnet ist, weder pralle Anfüllung dieses Ganges mit Flüssigkeit, noch Thränenträufeln trotz lebhaften Lidschlages eintritt.

Eine Revision der Lehre von der Thränenableitung und den Lidbewegungen, welche ich aus diesem Anlass vor 10 Jahren vornahm,[1] setzte mich denn auch in die Lage, der Henke'schen Theorie ihre wesentlichen Stützen zu entziehen und neue Gesichtspunkte für die Beziehungen zwischen beiden Functionen aufzustellen. Auf Grund eigener anatomischer Untersuchungen überzeugte ich mich allerdings davon, dass der „vordere Thränenmuskel", welchen ich zweckmässiger als den peritarsalen Lidmuskel bezeichnete, wohl geeignet ist, bei dem unter seiner Betheiligung zu Stande kommenden Lidschluss den Thränensack zu erweitern wegen seines medialen Ursprunges theils von dem inneren Lidband, theils von dem häutigen Theile der Wand des Thränensackes. Dass aber der epitarsale Lidmuskel („hinterer Thränenmuskel") nicht wie Henke wollte, bei seiner Contraction die Lidspalte öffnet, sondern in einer ganz eigentümlichen Weise schliesst, bewies ich dadurch, dass ich die isolirte willkürliche Innervation dieses Muskels ausführen lernte und die dadurch herbeigeführte Aenderung der Configuration der Augenlider (mit Schluss derselben) genau beschrieb und abbildete. Diese Bewegung, welche ich an dem linken Auge rein auszuführen noch im Stande bin, haben die Meisten von Ihnen zu beobachten ja auch Gelegenheit genommen. Ferner beschrieb ich mit Abbildungen das Resultat eigener anatomischer Untersuchungen, aus welchen in Uebereinstimmung mit Hyrtl und Arlt hervorging, dass Fasern des epitarsalen Lidmuskels, welche den Thränensack zu verengern im Stande wären, gar nicht existirten, dass dieser Muskel dagegen wegen seines theilweisen Ursprunges von der Wand des Thränensackes bei seiner Thätigkeit, — also beim Lidschluss — wohl im Stande sein könnte, den Thränensack zu erweitern. Ob eine active Erweiterung des Thränensackes bei dem Lidschlusse thatsächlich zu Stande komme, liess ich damals unentschieden, indem ich die Erwartung aussprach, dass ein Ophthalmologe, welcher

[1] du Bois-Reymond's Archiv für Physiologie 1883, Suppl.-(Jubil.)-Bd. S. 69—86.

Gelegenheit hätte, Fistelkranke zu untersuchen, diese Lücke ausfüllen würde. Ich wies aber darauf hin, dass eine active Erweiterung des Thränensackes beim Lidschluss und ein Collabiren desselben unter der Wirkung des intraorbitalen Druckes bei der Lidöffnung sehr nützlich wirken könnte, zwar nicht für die Thränenableitung, für welche Schwerkraft und Capillarspannung ausreichten, wohl aber dadurch, dass, wenn bei der Lidöffnung Thränenflüssigkeit aus dem Thränensack in den Conjunctivalsack zurückgelangte, einer schädlichen — auf Verdunstung beruhenden — Concentration der Conjunctivalflüssigkeit sehr wirksam vorgebeugt würde. In einer fortgesetzt wiederholten Mischung der an freier Oberfläche eingedickten Thränenflüssigkeit mit solcher, welche, vor Verdunstung geschützt, nur im Diffussionsverkehr mit bedeckter Schleimhaut gestanden hat, — nicht in der Unterstützung der Ableitung sah ich die wesentliche Beziehung zwischen Lidschlag und Bewegung der Thränenflüssigkeit.

Die soeben angedeutete Lücke ist neuerdings in sehr dankenswerther Weise von Scimeni durch Experimente an einer Fistel des Thränensackes ausgefüllt worden,[1] aus denen zweifellos hervorgeht, dass bei dem Lidschluss eine plötzliche (also wahrscheinlich durch Muskelzug bewirkte) Erweiterung und bei der Lidöffnung eine langsame Verengerung des Thränensackes eintritt, und dass ein Weiterpumpen von Flüssigkeit aus dem Conjunctivalsack in den Thränennasengang dabei nicht bewirkt wird. Obgleich hierdurch die Ansichten in schönster Weise bestätigt werden, welche ich früher auf Grund meiner eigenen anatomischen, physikalischen und physiologischen Untersuchungen, so wie auf Grund des von mir aus der Literatur zusammengetragenen anderweiten Erfahrungsmaterials aufgestellt hatte, so erscheint leider aus der Fassung, welche Scimeni seiner Mittheilung zu geben für gut befunden hat, das Gegentheil hervorzugehen. Wenn in dieser Mittheilung ein von mir angegebenes Experiment, durch welches ich der alten Petit'schen Anstalt von dem Antheil der Schwerkraft an der Thränenableitung eine grössere Ausdehnung zu geben bemüht war, für unausführbar erklärt wird, so brauche ich nur darauf zu verweisen, dass dieses Experiment Hrn. Kohnstamm, wie dieser letztere im Centralblatt für Physiologie[2] mitgetheilt hat, in meinem Laboratorium sofort nach meiner früher publicierten Angabe gelungen ist. Dass Scimeni mir unterschiebt, ich nähme mit Henke an, der „hintere Thränenmuskel“ bewirke eine Compression des Thränensackes, beruht auf Missverständnissen, die kaum linguistischen Ursprunges sein können, und es ist deshalb auch nicht zu verwundern, wenn der genannte Autor für meine originelle Auffassung von dem Wesen der Beziehung zwischen Lidschlag und Bewegung der Thränenflüssigkeit so wenig Verständniss hat, dass er wegen meiner angeblichen Ansicht von der Wirkung des „hinteren Thränenmuskels“ „es nicht einmal für nothwendig hält, die Hypothese Gad's zu besprechen.“ Wenn ich also auch Jedem, welcher sich für den Gegenstand interessirt, die Berücksichtigung des von Scimeni an der Thränensackfistel angestellten Experimente nur dringend empfehlen kann, so muss ich doch bitten, sich aus der betreffenden Mittheilung kein Urtheil über meine älteren Angaben zur Sache und über meine Ansichten zu bilden, sondern hierüber meine kurze eigene Mittheilung an oben angezogener Stelle zu Rate zu ziehen.

In der folgenden Discussion erinnerte Hr. du Bois-Reymond an die Wirkungen der Respiration. Der Expirationsdruck verursache zuweilen Emphysem der Lider, also könne auch die Inspiration „das Schnüffeln“ die Fort-

---

[1] du Bois-Reymond's Archiv für Physiologie. 1892. Suppl. S. 291.
[2] Bd. VII. S. 1.

bewegung der Thränen begünstigen. Hr. Gutmann sprach über die Wirkungen der Extirpation des Thränensackes. An der Discussion betheiligte sich noch: Hr. Perles.

Es folgte der Vortrag des Hrn. Perles: Ueber eine Reihe von Fällen erfolgreicher Behandlung von Stauungspapillen. (Im October-Heft des Centralbl. f. Augenheilk. mitgetheilt.) Der Vortragende zeigte auch Präparate. Die Discussion wurde auf die nächste Sitzung verschoben. Der Gesellschaft traten bei die HH. Neuburger, Dickschen.

I. A.: Cl. du Bois-Reymond.

Sitzung vom 15. Juni 1893.

Herr Burchardt eröffnete die Sitzung. Vorher hatte Herr Gutmann einen Fall von Tabes mit Atrophie des Sehnerven, der durch Quecksilberbehandlung bleibend gebessert worden war, sowie einen Fall von Glioma den Mitgliedern gezeigt.

Zu den von Herrn Perles mitgetheilten Krankengeschichten („Heilung von Stauungspapillen" October-Heft Centralbl. f. Augenheilk. 1893) bemerkt Herr Burchardt: Es habe vor längerer Zeit ein englischer Arzt den Versuch gemacht, durch einen Einschnitt in die Nervenscheide, nach Tenotomie, Strangulirung der Papille zu heilen. Herr du Bois-Reymond erwähnt einen Fall beginnender Sehnervenschwellung bei einem kleinen Kind, das wohl an Periostitis innerhalb der Augenhöhle litt. Er punctirte die Orbita, noch ehe es zur vollen Stauungspapille kam und schon am folgenden Tage war der Nerv abgeschwollen. Entleert wurden nur einige Tropfen Blut, der Exophthalmus verschwand nicht, wurde aber nach monatelangem Gebrauch kleiner Jodgaben allmählich ausgeheilt. Der Sehnerv blieb vollkommen normal.

Dann hielt Herr du Bois-Reymond seinen Vortrag: Ueber Pupillen-Studien. Der Vortragende hat mit Herrn Dr. Greeff physiologische Untersuchungen über die Pupille des Menschen angestellt. Er gedenkt jedoch weniger über die Ergebnisse zu berichten, weil der genannte College Berlin verlassen hat, und die Arbeit unvollendet geblieben ist, als vielmehr über die Methode: das Photographiren der Augen bei Magnesiumblitzlicht. Die Ophthalmometrie kann durch dieses Verfahren ersetzt werden; es gibt auch genaue Messungen unter Umständen, wo das Opthalmometer nicht anwendbar ist. Ohne Zweifel wird die Photographie auch in der Praxis die unmittelbare Ausmessung verdrängen, weil sie Zeit und Mühe erspart und für den Untersuchten bequemer ist. Das Auge braucht nur auf ganz kurze Zeit an das Instrument herangeführt zu werden, dann übernimmt der Blitz die Aufzeichnung und man erhält ein Abbild, das nachher die gewünschten Maase liefert. Die gewöhnlichen photographischen Kammern sind allerdings in jeder Hinsicht für solche Zwecke ungeeignet. Es ist im physiologischen Institut daher ein eigener, zweckmässigerer Versuchsapparat erbaut worden.

Als Beispiel einer schönen lebensgrossen Blitzaufnahme des Auges zeigt der Vortragende einen Abzug des von Dr. A. Miethe photographirten Dunkelpupillenbildes, im September 1887 hergestellt (s. Centralbl. f. Augenheilk. März 1888). Seitdem haben sich, wie bekannt, Viele der photographischen Augenuntersuchung zugewandt, Hermann Cohn, Gerloff, Arthur König, R. Greeff, Fick und Andere.

Der Verfasser fuhr fort, sich mit Pupillenmessungen zu beschäftigen und arbeitete im physiologischen Institut mit Herrn Prof. A. König zusammen. Einer

Anregung von Helmholtz folgend, gedachten sie die Pupillengrössen zu messen, die bestimmten, auf die Netzhautmitte fallenden Lichtmengen entsprechen, also zu prüfen, ob man die Pupille gleichsam als ein leidlich genaues Photometer betrachten darf. Bei den niedersten Stufen der Beleuchtung könnte man das Ophthalmometer natürlich nicht benutzen; dieser Theil der Untersuchung ist überhaupt erst durch die Photographie ausführbar geworden.

Eine Vorfrage war zunächst zu erledigen. Beim Nahesehen des Auges wird die Pupille um so enger, je mehr man den Ciliarmuskel anstrengt. Bekannte Krankheitserscheinungen sprechen zwar dagegen, dass diese Verengung mit der Lichtreaction zusammenhängt, da sie auch bei fehlender Lichtreaction fortbestehen kann; dennoch war es nicht so ohne Weiteres von der Hand zu weisen, dass sie möglicherweise an der weiten Pupille im Dunkeln ausbleiben oder unmerklich werden könnte. In der That war es dem Verfasser bei einigen Vorversuchen, die er allein anstellte, niemals geglückt, zwischen den Dunkelpupillen mit und ohne Accommodation einen Unterschied nachzuweisen. Es lag dies daran, dass der Ciliarmuskel im Dunkeln nur bei grösster Aufmerksamkeit gespannt erhalten werden kann. Da aber der Blitz vermittelst einer Tauchbatterie und Platinglühdraht gezündet wurde, verursachte das Senken der Zinkplatte und das Handhaben des Stromschlüssels jedesmals eine kleine Störung kurz vor der Aufnahme, die den Versuch vereitelte. Mit einem Mitarbeiter, Herrn Prof. König, konnte eine bessere Anordnung getroffen werden. Die Versuchsperson sass am Tisch, das Kinn aufgestützt und die Profillinie von Nase und Stirn in ein passend ausgesägtes Brett gelehnt, während ein eiserner Bügel die Stirn hielt. Als Fixirobject stand vor dem Auge ein mit Leuchtfarbe überzogener Nadelknopf. Die sehr geringe Lichtmenge dieser Quelle veränderte die Pupille nicht merklich, blieb übrigens in beiden Versuchen gleich. Hinter der Nadel stand die photograpische Kammer, vorher bei Licht auf die Irisebene eingestellt. Nach längerem Aufenthalt in völliger Dunkelheit wurde dann etwas zur Seite ein Blitz von der andern Person gezündet, auf ein Zeichen des Untersuchten, dass er seinen Fern- oder Nahepunkt richtig eingestellt habe. So gelang der Versuch jedesmal. Das nahesehende Auge zeigte immer eine deutliche Verengung der Pupille, die der am Tageslicht und an mittelweiten Pupillen beobachteten mindestens gleichkam. Man darf diese Erscheinung demnach als eine blosse Mitbewegung betrachten, die vom Licht ganz unabhängig ist. Allerdings wird im Tageslicht durch die veränderte Einstellung oft je nach zufälligen Umständen auch die Lichtreizung der Netzhäute etwas abgeändert werden, so dass eine Lichtreaktion der Accomodationsänderung sich anschliesst. Deshalb beobachtet man in der gewöhnlichen Fensterbeleuchtung ein schwankendes Spiel der Pupillen.

Es wurde dann die quantitative Lichtreaction in Angriff genommen. Herr Dr. Greef, der selbständig auf dieselbe Fragestellung und Versuchsmethode gekommen war, trat an Stelle des Herrn Prof. König. Eine fernrohrähnliche Camera mit schwerem Fussgestell war für die Augenphotographie eigens erbaut worden. Sie zeichnet sich durch kleinen Querdurchmesser und grosse Länge aus. Da man zum Mindesten lebensgrosse Bilder, sonst aber schwach vergrösserte braucht, auf Verkleinerung dagegen verzichten kann, hat der Auszug von vornherein die doppelte Brennweite des Objectivs als kürzestes Maass. Das Lichtfeld, mit dem die Netzhaut gereizt wurde, war ein kreisförmiges Stück einer sogenannten „Opalglas“-Scheibe, deren Mitte bei erschlaffter Accommodation fixirt wurde. Dahinter wurde in gemessenen Abständen eine sehr gleichmässig leuchtende Zirconlampe angebracht. So war es möglich, Reihenaufnahmen bei photometrisch genauen Abstufungen der Lichtreizung zu photographieren und ein Stück der Curve zu entwerfen, die das Gesetz der Pupillenweiten darstellt. Die Curve erstreckte sich von der Dunkelpupille bis zu einer mässig engen (etwa 4 mm). Das fehlende Stück, bis zur höchsten Meiosis, war zur Zeit mit der beschriebenen Einrichtung nicht zu gewinnen, weil die hellste Beleuchtung des Versuchsfeldes mit der Zirconlampe schon erreicht war. Die Versuche werden also mit stärkerer Lichtquelle fortgesetzt werden müssen. Es bereitet aber einige Schwierigkeit, alles Nebenlicht fern zu halten, wenn die Opalglasfläche sehr hell gemacht werden soll.

(Der Vortragende ging alsdann die ältere Literatur der Lichtreaction durch und beschrieb die Messungsverfahren von Lambert, Olbers, Stampfer und Budge, die das gleiche Ziel, zum Theil freilich mit sehr unzulänglichen Mitteln verfolgten. Seit jener Zeit [1855] scheinen diese Versuche aufgegeben worden zu sein. Wenigstens hat Verf. in neueren Arbeiten über die Pupille photometrische Messungen der Lichtreaction nicht mehr erwähnt gefunden: Segall, Belarminow.)

Sitzung vom 20. Juli 1893.

Vor der Tagesordnung zeigte Herr Jacobsohn ein Brillengestell, das durch eine einfache Gelenkvorrichtung ermöglicht, den Gläserfassungen eine mässige Neigung gegen die Bügel zu geben. Man kann auf diese Weise sphärische Gläser anwenden, um zugleich gewöhnlichen Astigmatismus aufzuheben. (Die Brille liefert Hess Nachf., Kommandantenstr. 41.)

Herr Burchardt eröffnete die Sitzung und stellte eine nach Jacobsohn operirte Trachomkranke und einen Mann, dem wegen Lideinstülpung Lippenschleimhaut in den Lidrand eingepflanzt worden war, vor. Dann hielt:

Herr Burchardt einen Vortrag über die nunmehr seit einigen Jahren in der Charité geübte Blenorrhoe-Behandlung. (Ausführlich veröffentlicht im Centralbl. f. Augenheilk. 1893. November-Heft.)

Sitzung vom 7. Dezember 1893.

Herr Perles legte eine Zeichnung der normalen Netzhaut vor, die unter Mattglas gelegt, in bekannter Weise zur Einzeichnung von Spiegelbefunden dient.

Herr Oberarzt Dr. König (als Gast) führte der Gesellschaft an vier Hysterischen die Erscheinungen vor, die als „Gesichtsfeldermüdung" bezeichnet zu werden pflegen. In einem Auge ist auch das sogenannte oscillirende Gesichtsfeld nachzuweisen. Redner beschränkte sich darauf, den Befund vorzuführen und einige Krankheitsdaten mitzutheilen. Auf Erklärungsversuche verzichtet er, fordert aber die Anwesenden auf, nachzuuntersuchen. Nachdem dies Einige versucht hatten, entstand eine lebhafte Discussion über die Frage, ob hier echte und örtliche, oder mehr psychische, vielleicht sogar simulirte Störungen vorlägen. Herr Perles hat sich in der Anstalt (Dalldorf) beim Vortragenden überzeugt, dass keine Täuschung oder „Suggestion" obwaltet, die Mehrzahl der Mitglieder bezweifelt jedoch diese Auffassung.

I. A.: Cl. du Bois-Reymond.

1894

Sitzung vom 18. Januar 1904.

H. Salomonsohn: „Ueber Anästhesia retinae, Asthenopie und sogen. Netzhautermüdung“. Da die sogen. Ermüdungserscheinungen nicht nur bei Anästh. ret., sondern auch bei der (wohl verschiedene Krankheitsbilder in sich vereinigenden) neurasthenischen oder nervösen Asthenopie Wilbrand's, bei Accommodationsparalysen, Glaucom und anderen ocularen Leiden, ferner auch bei gesunden, wenigstens nicht nervösen Leuten gefunden werden, will Vortr. diese Erscheinungen völlig für sich betrachtet wissen als eine Complication etwaiger Leiden. Die Wilbrand'sche Hypothese, dass eine Netzhautermüdung vorliege durch pathologisch gesteigerte Wirkung der Lichtinduction (Herings), hält Vortr. für nicht zutreffend, weil die Lichtinduction eine Abhängigkeit der Erregbarkeit einer relativ kleinen Netzhautstelle von der Beleuchtung der übrigen Netzhaut darstelle und nur in engster Nachbarschaft wirke, während hier das Entgegengesetzte stattfinde; und weil Einzelheiten der Ermüdungserscheinungen, wie die leichtere ,,Ermüdbarkeit“ der temporalen Netzhauthälfte, die geringe Ermüdbarkeit bei grösserem Prüfungsobject, das oscillirende Gesichtsfeld, und andere sich dieser Erklärung nicht fügen. Ein peripherischer Sitz dieser Erscheinungen sei nicht anzunehmen, ebensowenig ein solcher im hemiopischen Sehcentrum, wie Schiele wollte, da dessen Untersuchungsergebnisse unwahrscheinlich seien und durch Groenouw nicht bestätigt werden konnten. Vortr. glaubt, dass Placzek den richtigen Weg eingeschlagen habe, indem er die Ermüdungsphänomene ins Bewusstsein localisirte, welches durch einen intensiver werdenden Reiz leichter erregt werde, als durch einen an Intensität abnehmenden. Diese Hypothese erkläre zwar den Förster'schen Verschiebungstypus, reiche aber auch für viele Einzelheiten nicht aus. Er betrachte diese Erscheinungen als Ausfluss der Aufmerksamkeitsspannung. Die Fähigkeit bei centraler Fixirung peripherische Netzhauteindrücke, die physiologischen Doppelbilder zu percipiren, sei verschieden. Bei Inanspruchnahme der Aufmerksamkeit durch das centrale Sehen, z. B. beim Zielen, werde das Sehfeld mehr oder minder verengt, wie auch aus den Gesichtsfeldseinengungen bei postdiphtherischer Accomodationslähmung und anderen Beobachtungen hervorgehe. Bei allen Leuten, denen die beim Perimetriren nothwendige Discentration der Aufmerksamkeit aus irgend einem Grunde schwer werde, sei es nun nur aus Mangel an Disciplinirung des Geistes (Traumen, Kinder), oder aus allgemeiner Schwäche, oder aus localen Ursachen, würde im Laufe der Untersuchung die Inanspruchnahme der Aufmerksamkeit durch das centrale Sehen grösser, das Sehfeld in Folge dessen enger. Jede Gelegenheit zur Erholung wie jeder Ansporn zum Aufmerken erweitere das Sehfeld. Mit dieser Auffassung seien alle Beobachtungen leicht verständlich, nur einwandsfreie Beobachtungen von einseitiger Ermüdbarkeit würden sehr gegen sie sprechen, doch müsse man event. darauf fahnden, ob die Einseitigkeit sich nicht durch oculare Sehstörungen, z. B. Anisometropie, erklärten, oder ob nicht etwa Simulation oder Suggestion vorliege. Es wird ein Fall berichtet, in welchem die Suggestion resp. Autosuggestion einseitig ein oscillirendes Gesichtsfeld zu Tage förderte. Vortr. kann seiner Auffassung nach den sogen. Ermüdungserscheinungen nicht die grosse Bedeutung beilegen, die ihnen Wilbrand vindicirte. (Ref. d. Vortragenden.)

Es folgte der Vortrag des Hrn. Rosin: Ueber eine neue Netzhautfärbung: kurze Erklärung der Methode, die auf den von Ehrlich gefundenen mikrochemischen Farbstoffreactionen beruht. Ein Gemisch dreier Farbstoffe wird angewendet. Sie sind leicht zersetzlich und werden in verschiedenem Grade von den Structur-Elementen des Gewebes gebunden. (6 Präparate von Sehnerven und Netzhäuten sind zur Besichtigung ausgestellt. Sie sind so klar und übersichtlich in vielen Tonabstufungen gefärbt, dass man einen trefflich gelungenen histologischen Farbendruck zu sehen vermeint.) Im Uebrigen verwies Redner auf seine schon veröffentlichten Publikationen.

Herr Gutmann theilte einige Beobachtungen über Scopolaminum hydrobromicum mit. Das Mittel wird von Merck dargestellt, soll isomer dem Hyosciamin sein. In der Lösung 0,02 : 10,0 übertrifft es die gewöhnliche Atropinlösung an Wirksamkeit, bei geringerer Giftigkeit. Stündlich, auch 3 mal in einer Stunde eingeträufelt, brachte es noch keine Vergiftungserscheinungen hervor.

Sitzung vom 15. Februar 1894.

Hr. Salomonsohn: „Ueber Anästhesia retinae, Asthenopia und sog. Netzhautermüdung". (Schluss.)

Da Vortr. die Ermüdungserscheinungen völlig für sich betrachtet, kann er die Berechtigung einer neurasthenischen oder nervösen Asthenopie, deren Hauptsymptom und Kittsubstanz sie bildeten, nicht anerkennen, sondern möchte nach Abtrennung der rein symptomatischen, psychischen Hallucinationen, Illusionen, Photopsien etc. des alte von Graefe, Schweigger u. A. wohl charakterisirte Krankheitsbild der Anästhesia retinae wieder hergestellt sehen, das er im Gegensatz zu Wilbrand als ein selbständiges Leiden ansieht. Dieses Leiden — welches er im Anschluss an Steffan Anästhesia hyperästhetica bezeichnet — steht der Asthenopia retinalis sehr nahe, unterscheidet sich von allen Formen der Asthenopie aber dadurch, dass schon für die Ferne Seh- und Sehfeldstörungen vorliegen, während bei den Asthenopien die Naharbeit als auslösendes Moment von grösster Wichtigkeit ist. Eine nervöse Diathese gebe zwar eine Prädisposition, könne aber auch fehlen. Das Leiden sei somit ein selbständiges, und, wie die Asthenopien als ein Irradationsphänomen, vielleicht durch primäre Hyperästhesie der Retina ausgelöst, zu betrachten. Unter Umständen, wenn z. B. die Anästh. hyp. den Beginn einer sympathischen Ophthalmien bilde, könnte die Auffassung derselben als Ausdruck einer allgemeinen Nomasthenie sogar gefährlich werden. Vortr. hält, im Gegensatz zu Schweigger und der früheren Ansicht Leber's die Anästh. hyperäst. für ein peripherisch localisirtes Leiden, und sucht die Abnahme der Sehschärfe, die Sehfeldeinengungen und -schwankungen durch reflectorischen Ciliararterienkrampf zu erklären. Die neueren Anschauungen Leber's über die Localisirung der hysterischen Affectionen hält er für zu weit gehend, denn die Anästh. retinae simplex seu hysterica sei von der Graefe'schen zu trennen, sei frei von Reizerscheinungen und sicher psychisch. (Ref. d. Vortragenden.)

Herr Oberarzt Dr. König (als Gast) nahm in der Discussion die Berechtigung seiner Befunde in Schutz. Sie sind durch grosse Beobachtungsreihen festgestellt. Er hat oft dieselben Erscheinungen bei isolirten Kranken erhalten, auch bei solchen, die ohne Kenntniss der gesuchten Symptome zum ersten Mal am Perimeter geprüft wurden. Bei zahlreichen Wiederholungen blieben sich die Befunde genau gleich. Durch Einathmen von Amylnitrit erzielte er eine geringe Erweiterung des Gesichtsfeldes. Bei den Kranken mit einseitig oscillirenden Gesichtsfeld hat seitdem ein „Transfert“ stattgefunden. Die Symptome beider Seiten sind vertauscht, sonst aber unverändert.

Herr Simon, der die sogen. Ermüdungseinschränkungen des Gesichtsfeldes auch bei Gesunden gefunden hat, ist der Frage von einer anderen Seite näher getreten. Er hat bei „ermüdbaren“ Patienten, nachdem eine Einschränkung eingetreten war, das Prüfungsobject nach dem Verschwinden noch weiter peripher und dann erst zurückgeführt. Wären die Ermüdungserscheinungen auf Lichtinduction zurückzuführen, so hätte eine weitere Einschränkung stattfinden müssen, weil ja die Netzhaut immer noch von den Lichtstrahlen getroffen wurde. Es zeigte sich aber eine Erweiterung des Gesichtsfeldes. — Wurde das Object von ca. 60^0 temporal ausgehend sofort centrifugal geführt, so war die Einschränkung ebenso gross wie bei einer vollständigen Wilbrand'schen Ermüdungstour. — Ein nicht mehr wahrgenommenes Object wurde in dem „ermüdeten“ Netzhautbezirk sofort wieder gesehen, wenn es in schnelle zitternde Bewegung gesetzt wurde. — Wurden die Ermüdungstouren unter dieser „Zitterbewegung“ des Objectes ausgeführt, so blieb auch bei sonst ermüdbaren Patienten die „Ermüdung“ fort. Desgleichen fehlte sie bei sehr grossen weissen und auch grauen Objecten, während bei kleinen grauen die Einschränkung stärker war, als bei kleinen weissen. Redner hält somit die Auffassung der Erscheinung als Netzhautermüdung ebenso wie der Vortragende nicht für zutreffend. (Ref. d. Redners.)

Cl. du Bois-Reymond.

Sitzung vom 15. März 1894.

Hr. Burchardt stellte einen in der Netzhaut eingeheilten Fremdkörper vor, der in der Nähe der Papille klar sichtbar ist. Die Umgebung ist bis auf einen schmalen Saum normal, das Auge vollkommen brauchbar, nur aphakisch, da die Linse ohne Kunsthilfe spurlos resorbirt ist. Der Vortr. hält den Splitter für ein Steinstückchen. Das andere Auge zeigt eine wohlgelungene Star-Ausziehung.

Darauf hält Hr. Burchardt seinen Vortrag über: Conjunctivitis eczematosa. (Publicirt in der Dermatologischen Zeitschrift 1894, referirt S. 175 [1894] das Centralbl. f. Augenheilk.)

Schliesslich zeigte H. Gerloff mit gütiger Beihilfe des Hrn. Benda, der den Projectionsapparat des physiologischen Instituts (Kalklicht) zur Verfügung stellte, zwei Glasphotographien des lebenden menschlichen Sehnerven. Die Papille und ihre nächste Umgebung erschien auf der Bildfläche trotz der etwa 50 fachen Gesammtvergrösserung noch scharf genug, um Besichtigung aus der Nähe zu vertragen. Hr. Gerloff berichtete ferner über viele von seinen Vorgängern angestellte Versuche, die er zum Theil auch durch Originalabzüge der Photogramme anschaulich machte.

Sitzung vom 19. April 1894.

Hr. Gutmann bemerkt zu dem Vortrag über Conjunctivitis eczematosa, dass er den Brenner auf Fälle eitriger Hornhautentzündung beschränke. Er erinnert ferner an die weitverbreitete Anschauung, dass eine Tuberculose der Drüsen die besondere Verletzlichkeit des Gewebes und die Neigung zur Geschwürbildung verursache, welche die scrophulösen Ophthalmien auszeichnet.

Hr. du Bois-Reymond macht auf das Augenreiben der Kinder aufmerksam, das viel zu wenig beachtet werde. Wo es gelingt, dies zu unterdrücken, pflegen die Phlyctänen u. dergl. fast ohne Behandlung zu heilen.

Hr. Gerloff beschreibt eine zweckmässige Vorrichtung, zwei Aermel aus steifer Pappe, die bei widerspenstigen Kindern das Augenreiben hindern sollen.

Darauf hielt Hr. Simon seinen Vortrag: Ueber Violettblindheit. (Publicirt im Centralbl. f. Augenheilk., Mai-Heft 1894 S. 132.)

Sitzung vom 24. Mai 1894.

Hr. Gutmann hielt seinen Vortrag: Ueber subconjunctivale Sublimat-Injectionen. (Publicirt in Schweigger's Arch. f. Augenh. XXIX. S. 361.)

Sitzung vom 21. Juni 1894.

Hr. Arthur König (als Gast) hielt seinen Vortrag: Ueber die Bedeutung des Sehpurpurs. (Publicirt in den Sitzungsberichten der Königl. Akad. der Wissensch. 21. Juni 1894, referirt S. 239 [1894] das Centralbl. f. Augenheilk.) In der Discussion bemerkte Hr. Gad (als Gast), dass die nervöse Verbindung zwischen den Ganglien und den Pigmentzellen der Netzhaut bisher noch nie erwiesen wurde. Hr. Benda (als Gast) bestätigte dies.

Sitzung vom 19. Juli 1894.

Hr. Seeligsohn stellte eine acute Chemosis vor, die im Zusammenhang mit der Menstruation wiederkehrte.

Hr. Levinsohn demonstrirte ein geheiltes Secundärglaucom nach Pupillenverschluss. Unter der verwachsenen natürlichen Pupille ist ein Querriss entstanden, der — obwohl in anderer als der beabsichtigten Weise — dem Kranken gutes Sehvermögen verschafft hatte.

Hr. Gutmann zeigte einen Fall traumatischer Abducenslähmung. Im Zusammenhang mit der Verkürzung des Gegenmuskels wurde Refractionsänderung, eine Art spastischer Myopie dieses Auges beobachtet.

Hr. Feilchenfeld hat einen analogen Fall veröffentlicht.

Darauf hielt Hr. du Bois-Reymond seinen Vortrag: Ueber die latente Hypermetropie. (Publicirt in der Zeitschr. f. Psych. u. Physiol. d. Sinnesorgane Bd. VIII. S. 34, referirt S. 496 [1894] das Centralbl. f. Augenheilk.)

Sitzung vom 18. Oktober 1894.

Hr. du Bois-Reymond stellte ein Netzhautgliom vor. Nachher berichtete Hr. Gutmann über die Edinburger Congresstage und die sich anschliessenden Festlichkeiten.

Sitzung vom 22. November 1894.

Der Schriftführer gab der Gesellschaft Nachricht vom Ableben ihres auswärtigen Mitgliedes Perles in München. Der Vorsitzende widmete diesem Mitbegründer und eifrigen Förderer der Gesellschaft einen Nachruf und gedachte dann auch des verstorbenen Mauthner. Darauf berichtete er über die Vorbereitung zur Helmholtz-Gedächtnissfeier.

Hr. Burchardt sprach: Ueber Entfernung von Fremdkörpern aus der Hornhaut. Neben Flachnadel und Hohlmeissel braucht er einen kleinen, zum Stiel schräggestellten, scharfen Löffel von runder Form. Dieses Instrument hat sich gut bewährt und wird vorgelegt. Redner betont die Nothwendigkeit des Verbandes bei der Nachbehandlung.

Ferner demonstrirte Hr. Burchardt einige anschauliche Zeichnungen, welche die Schattenprobe theoretisch darstellen.

Sitzung vom 14. Dezember 1894.

Helmholtz-Gedächtnissfeier. Die Berliner Ophthalmologische Gesellschaft war durch 11 Mitglieder vertreten.

1895

Sitzung vom 24. Januar 1895.

Vortrag des Hrn. Burchardt: Zur Behandlung der Stauungspapille (vorläufige Mittheilung). Vortr. hat vor Jahren einmal einen aufgegebenen Fall von Stauungspapille operirt. Er machte den Sehnerven, wie zur Enucleation. zugänglich und schnitt dann die Scheide an, den Inhalt möglichst unberührt lassend, jedoch ohne Erfolg. Im British Medical Journal fand er später einige Fälle aufgeführt, die ähnlich und angeblich mit Erfolg operirt worden waren. Bei einer anderen Gelegenheit verwendete er ein eigenes construirtes Messer mit gedeckter Klinge, das einen Längseinschnitt in die Scheide macht. Erfolg war allerdings wieder nicht zu verzeichnen. Ein weiterer Fall, der nach der Vorgeschichte etwas günstigere Aussicht bot, wurde nach der Operation zuerst etwas verschlechtert, dann aber in geringem Maass gebessert, so dass er zu weiteren Versuchen ermuthigte. Kürzlich hat nun Vortr. einen Fall, der beiderseits ohne Lichtschein war, mit dem Quincke'schen Stich operirt (Punction der Rückenmarkshäute in der Lendenwirbelgend und Abzapfung von Cerebrospinalflüssigkeit). Schon am Abend des Operationstages hatte die Vorragung der Papille abgekommen und verringerte sich in Kurzem noch weiter. Leider kehrte die Lichtwahrnehmung nicht wieder, aber die Pupillen wurden später eng, so dass eine gewisse Wirksamkeit dem Eingriff nicht abzusprechen sein dürfte. Er müsste allerdings wohl etwas früher versucht werden.

Hr. Gutmann bemerkt dazu, dass in Frankreich die Anschneidung der Sehnervenscheide von de Wecker schon früher erprobt worden ist. Zu einem bekannten (von Hahn trepanirten) Fall trägt er nach, dass von Hahn neuerdings bei einem Rückfall der Hirnerscheinungen ebenfalls der Quincke'sche Stich versucht worden sei, aber ohne Erfolg. Die Section hat inzwischen ein Gliom ergeben. (Vgl. Centralbl. f. Augenheilk. 1893, S. 143. 169.)

Hr. Feilchenfeld machte auf eine im Frühjahr und Herbst ziemlich regelmässig wiederkehrende Epidemie schnell verlaufenden Schwellungscatarrhs aufmerksam. Diese Form ist offenbar besonders contagiös, da ganze Familien in kurzer Zeit befallen werden.

Sitzung vom 28. Februar 1895.

Hr. Benda (als Gast) zeigte histologische Augenpräparate, nach eigner Methode in Salpetersäure und Alkohol conservirt, und fügte erläuternde Bemerkungen hinzu.

Sitzung vom 21. März 1895.

Hr. Seligsohn stellte einen durch Jodkalium geheilten Fall von Exophthalmus vor. Die Augenhöhle schien harte, knollige Geschwülste zu enthalten; er diagnosticirte Periostitis.

Hr. Gutmann besprach einen ähnlichen Fall, vermuthlich Dakryadenitis chronica. Eine fühlbare Verdickung des unteren Orbitalrandes soll für Periostitis besonders bezeichnend sein.

Sitzung vom 16. Mai 1895.

Hr. Burchardt stellte zwei Fälle vor. 1. Eine Keratitis, entstanden durch Verletzung, die ganz den Charakter der parenchymatösen Form zeigt. Mit dem Lupenspiegel erkennt man, dass die Trübung aus feinen Strichen zusammengesetzt ist. 2. Ein einfaches Glaucom, complicirt mit Verletzung, das für Unfallbeurtheilung besonderes Interesse darbot.

Sitzung vom 20. Juni 1895.

Hr. du Bois-Reymond trug vor: Kritische Betrachtungen zur Lehre vom Accommodationskrampf. Der Vortr. ist der Ansicht, dass es bisher noch kein Mittel giebt, im Einzelfall wirklich nachzuweisen, dass der Ciliarmuskel krampfhaft angespannt sei. Ohne die Existenz dieses Krampfes bestreiten zu wollen, halte er ihn für recht selten, und wolle versuchen, die zahlreichen Fälle, die von manchen Beobachtern diagnosticirt würden, in abweichender Weise zu deuten. Es handelt sich meist um junge Menschen, bei denen die Refraction in schneller Aenderung begriffen sei. Viele halten den Krampf für eine der Ursachen beginnender Myopie. Man kann aber ebensowohl auch das Umgekehrte annehmen, nämlich dass die willkürliche Innervation des Ciliarmuskels vielmehr in Folge der geänderten Refraction falsch bemessen wird und in ein früher gewohntes Associationsverhältniss mit der Convergenz zurückfällt. Daraus müssen sich Zustände ergeben, die mit den Beobachtungen gut übereinstimmen. Als Analogen kann man den vollcorrigirten Hypermetropen heranziehen, der auch kurzsichtig erscheint. Ein wirklicher Krampf würde übrigens, wenn man nach anderen Muskeln schliessen darf, etwas abweichende Erscheinungen hervorbringen. Die Bezeichnung „Accommodations-Verirrung“ sei vielleicht passender als der übliche Name „Krampf“, solange man nicht bewiesen habe, dass der Ciliarmuskel thatsächlich unwillkürlich innervirt werde. Indessen verwahrt sich Vortr. gegen die Annahme, dass er diese Theorie auf alle Fälle ausdehnen wollte. Die Herren Burchardt, Gutmann, Feilchenfeld und Fürst nahmen sämmtlich gegen diese Ausführungen Stellung.

Alsdann sprach Hr. Jacobsohn über: Blennorrhoea neonatorum. Er suchte nachzuweisen, dass die Krankheit in den letzten Jahren häufiger vorkomme und will durch eine Commission vorbeugende Maassregeln bearbeiten lassen.

Sitzung vom 18. Juli 1895.

Hr. du Bois-Reymond demonstrirte drei Augenspiegel aus dem Anfang der fünfziger Jahre: Ein ältestes Modell, genau nach Helmholtz' Zeichnung von 1851 gebaut, ein Modell nach Graefe aus derselben Periode, und ein aus Brecht's Armamentarium entnommenes Instrument, das neben dem unbelegten auch schon den belegten Spiegel enthält.[1]

Sitzung vom 24. October 1895.

Hr. du Bois-Reymond zeigte der Gesellschaft die farbigen Photographien von Joly in Dublin. Auf einer Glasplatte sind mit Hilfe einer Liniirvorrichtung feine Striche in drei Tinten gezogen, entsprechend den drei Grundfarben. Das hinter diesem „Farbenschirm" aufgenommene Negativ wird auf Glas copirt und die Copie wieder mit einer ähnlichen liniirten Farbenplatte bedeckt, wobei die Striche genau in Schirm und Bild zusammenpassen müssen. Die Schattenwerthe der photographischen Copie stufen aber das Gemisch der drei Grundfarben so ab, dass überall die richtigen Mischtöne entstehen, sobald man das Bild aus einiger Entfernung betrachtet. Die Camera bildet bei diesem Verfahren also gleichsam ein Modell des Auges nach der Young-Helmoltzschen Theorie. Der Vortr. projicirte die Bilder mit dem Kalklicht-Apparat. Hr. Prof. Arthur König war als Gast anwesend. Die Zusammensetzung des Bildes aus drei einfachen Tönen wurde schliesslich unter dem Mikroskop demonstrirt.

Sitzung vom 21. November 1895.

Hr. Feilchenfeld stellte einen Fall isolirter angeborener Abducensparese vor. Dann sprach Hr. Burchardt über seine Methode der Trichiasis-Operation. Stiellos eingepflanzte Lippenschleimhaut wird in den gespaltenen Lidrand gefügt. Zur Nachbehandlung hat sich Nosophen gut bewährt. Herr Hirschberg berichtigte eine Angabe des Vortr. dahin, dass van Millingen nicht der Urheber der beschriebenen Operation sei.

Sitzung vom 19. Dezember 1895.

Hr. Moll sprach: Ueber 150 Fälle postdiphtherischer Accommodationslähmung. (Publicirt im Januar-Heft d. Centralbl. f. Augenh. 1896, S. 2.)

1896

Sitzung vom 16. Januar 1896.

1) Herr Burchardt stellt Fälle von Schleimhautüberpflanzung bei Trichiasis vor.

2) Herr Hirschberg: Geschichtliche Einleitung zur Geographie des Trachoms.

---

[1] Die beiden älteren Spiegel, aus Waldau's Nachlass erworben, sind zur Zeit in der Augenspiegel-Sammlung der Gewerbe-Ausstellung (Chemie-Gebäude) zu sehen.

Sitzung vom 20. Februar 1896.

1) Herr Moll: Krankenvorstellungen. a) Fall von linksseitiger Körper, und rechtsseitiger Oculomotoriusparese. b) Glaskörper-Arterie-Pupillarmembran und subconjunctionales erweitertes Venennetz an demselben Auge. Veröffentlicht im Centralbl. f. Augenheilk. 1896, S. 75.

2) Herr Hirschberg: Klinische Mittheilungen, insbesondere über Behandlung des Schmutzstars. (Vgl. Centralbl. f. Augenh. 1896, S. 499.)

Sitzung vom 19. März 1896.

1) Herr Linde: Krankenvorstellung. Nach syphilitischer Ansteckung war bei einer Frau der erste und zweite Trigeminus-Ast, Abducens und Trochlearis gelähmt. Es liess sich nachweisen, dass die Thränenabsonderung, auch beim Weinen, im rechten Auge fehlt. Der Sitz des Herdes ist in der Orbita zu suchen.

2) Herr Kaufmann (a. G.) demonstrirt die Röntgen'schen Versuche.

Sitzung vom 21. Mai 1896.

1) Herr Gutmann: Fall von Aderhautgeschwulst.

2) Herr Kuthe: Fall von Lidplastik.

3) Herr Stern: Fall von Keratitis diffusa bei einem eigentümlichen Hautleiden, das nicht für syphilitisch gehalten wird.

4) Herr Hirschberg: Magnetfall.

5) Herr Simon stellt einen Patienten vor, dessen Blickheber gelähmt sind; bei jeder Adduction erfolgt als Mitbewegung eine Hebung des Oberlides.

6) Herr Jacobsohn empfiehlt Sanoform als Jodoform-Ersatz und rühmt besonders den Erfolg bei Lichtscheu.

Sitzung vom 25. Juni 1896.

1) Herr Ginsberg bespricht die verschiedenen Theorien des Coloboma.

2) Herr Simon demonstrirt a) eine einfache Vorrichtung zur Vornahme des Hering'schen Fallversuches, b) kleinste Perimeterobjecte.

3) Herr Seligsohn: Fischvergiftung bei 3 Personen (Mydriasis und Accommodationsparese).

Sitzung vom 23. Juli 1896.

Herr Burchhardt: Ueber Behandlung der nach Star-Operationen eintretenden Irisvorfälle.

Sitzung vom 19. November 1896.

1) Herr Gutmann: Krankenvorstellung.

2) Herr Burchardt: Ueber die Körnerkrankheit.

3) Herr Hirschberg zeigt eine Haut, die vom Lide eines ganz mit Eczem bedeckten Kindes abgezogen war. Es ist ein geronnenes, trübes Exsudat, das den Abguss des Bindehautsackes bildet.

4) Herr Ginsberg zeigt Präparate von elastischen Fasern in verschiedenen Augenteilen.

Sitzung vom 17. Dezember 1896.

Herr Kuthe berichtet über 3 Magnet-Extractionen aus der Hirschberg-schen Klinik.

1897

Sitzung vom 18. Februar 1897.

1) Herr Hirschberg: Krankenvorstellungen. a) Myopie-Operationen. b) Extraction eines Kupfersplitters aus der hinteren Augenkammer.

2) Herr Ginsberg: a) Ueber Cysten der Bindehaut, b) Ueber einen Fall von Aderhaut-Ruptur.

3) Herr Simon stellt einen Fall von Keratitis diffusa vor, der ohne die mit dem Spiegel sichtbaren Gefässspuren geheilt ist. Da es sich um einen 33jährigen Patienten handelt, möchte Votr. annnehmen, dass dies Symptom nur in jüngeren Jahren und bei langer Krankheitsdauer die bekannte unvergängliche Form zeigt.

4) Herr Hirschberg bespricht die Theorie und Praxis der Myopie-Operation.

5) Herr Gutmann berichtet über einige Versuche mit dem neuen Anaestheticum Holocain.

Sitzung vom 18. März 1897.

1) Herr Levinsohn: Krankenvorstellung (geheilte perforirte Wunde des Augapfels).

2) Herr Stern: Vorstellung von Tätowirungen der Hornhaut.

3) Herr Pick: Ueber die Excision der Uebergangsfalte bei Trachom.

4) Herr Türk: Ueber zwei Fälle von Herpes corneae febrilis.

Sitzung vom 20. Mai 1897.

1) Herr Ginsberg: Demonstration von Präparaten. Vortr. hat in enucleirten Augen in reicher Menge Bacillen gefunden, die genau die Reactionen der Tuberkelbacillen geben, während Form und Grösse sowie die Art des Vorkommens nicht damit übereinstimmten.

2) Herr Januskiewicz: Magnetfall.

3) Herr Simon: Krankenvorstellung (totale Aderhautablösung).

Sitzung vom 22. Juli 1897.

1) Herr Kuthe: Krankenvorstellungen.

2) Herr Spiro: Krankenvorstellung (2 Fälle von in die Vorkammer luxirten Linsen).

3) Herr P. Schultz (a. G.): Ueber die Wirkungsweise der Mydriatica und Miotica.

4) Herr Ginsberg: Ueber die sogenannten Becherzellen der Bindehaut.

Ueber die Becherzellen der Bindehaut.

Leydig entdeckte in der Fischepidermis (1851) grosse Menge Zellen, die er „Schleimzellen nannte. F. E. Schulze studirte dieselben genauer und führte den Namen „Becherzellen" dafür ein, da es ihm nicht sicher schien, dass sie alle Schleim secerniren (1863). Im gleichen Jahre beschrieb Stieda ähnliche Gebilde in der menschlichen Bindehaut, die er gleichfalls als einzellige Grössen auffasste. Während Waldeyer dieser Ansicht beipflichtete, behaupteten die Ophthalmologen fast alle, dass hier die Becherzellen pathologisch seien. Besonders Sattler wies darauf hin, dass das normale Bindehautsrecret nicht schleimig ist, dass die Becherzellen sich besonders reichlich bei chronischen Reizzuständen finden, bei acuten Processen und anscheinend normalen Bindehäuten vermisst werden. Pröbsting andererseits wies ihr Vorkommen auch beim Fötus und Neugeborenen nach. Stieda änderte seine ursprüngliche Ansicht und sagt 1890, dass wohl eine zur Vernichtung der Zelle führende Metamorphose vorliege, die unter normalen Verhältnissen selten, unter pathologischen sehr häufig auftrete.

Das Vorkommen der Becherzellen in den tiefen Schichten spricht nicht für ihre pathologische Natur. Peters wies einen Fortsatz an ihnen nach, der an der Basalmembran haftete; die Verhältnisse liegen hier also ebenso wie bei der Fischhaut (F. E. Schulze).

Die Inconstanz des Auftretens besteht auch bei den Becherzellen des Darms; (Paneth, Hoyer u. a.); hier finden sie sich spärlich während der Verdauung, sehr reichlich nach längerem Hungern.

Der Inhalt erscheint als Kunstproduct der Härtung körnig oder netzförmig; ferner besteht er aus homogenen Kügelchen mit eingestreuten feinsten Körnchen. Im frischen Präparat ist stets ein Kern sichtbar (Peters), im gehärteten oft nicht. Ob die blossen Tropfen, die Peters besonders auf Zusatz von Essigsäure und Silbernitrat austreten sah, wirklich Schleim waren, erscheint zweifelhaft; vielleicht handelt es sich um die bekannten hyalinen Eiweisstropfen, die aus Zellen jeder Art beim schnellen Absterben austreten. Essigsäure fällt bekanntlich Schleim. Allerdings könnte die Fällung durch die Kochsalzlösung, in der Peters untersuchte, verhindert worden sein.

Die Scheimfärbungsmittel (Hämotoxylin von Ebner, basische Theerfarben Hoyer, Unna, Weigert's Fibrinfärbungsmethode, Lubarsch) färben selten alle Becherzellen gleichmässig, manche gar nicht. Dann ist entweder das Fixirungsmittel ungenügend gewesen oder man hat Zwischenproducte vor sich. Es sind schleimfällende Substanzen als Härtungsmittel zu benutzen.

Die Becherzellen der Bindehaut unterscheiden sich nach der Form und den Schichten in denen sie auftreten, nicht von denen andrer Localitäten. Während aber die letzteren noch als physiologisch zu bezeichnende Verhältnisse genügen, um ihre Zahl zu vermehren, gehören in der Bindehaut stärkere und länger dauernde Reize dazu, welche wir wegen der andern Folgeerscheinungen als pathologisch ansehen.

Sitzung vom 16. Dezember 1897.

1) Herr Ginsberg demonstrirt einen mikrophthalmischen Bulbus mit retrobulbärer Cyste.

2) Herr Fehr demonstrirt Präparate eines Carcinoms der Bindehaut.

3) Herr Spiro: Demonstration pathologischer Präparate.

4) Herr Hirschberg: Ueber die Augenheilkunde bei den alten Indern.

1898

Sitzung vom 28. Januar 1898.

1) Hr. Kuthe: Zur praktischen Behandlung der Hornhaut-Schmelzung bei kleinen Kindern.

Vortr. hat in den $4^1/_2$ Jahren seiner Thätigkeit in Geh.-Rath Hirschberg's Augenheilanstalt, bei einem Krankenmaterial von 34 000 Fällen, 26 Fälle (0,75$^0/_{00}$) von Hornhaut-Schmelzung bei kleinen Kindern beobachtet.

Die Behandlungsweise in Geh.-Rath Hirschberg's Augenheilanstalt besteht 1. in Behandlung des Allgemeinleidens, 2. in örtlicher Behandlung durch täglichen Collodium-Watteverband mit physiologischer Kochsalzlösung. DerCollodiumverband ist deshalb empfehlenswerth, weil 1. vollkommene Haltbarkeit trotz Verschieblichkeit der Schädelknochen erzielt, 2. zu schnelle Verdunstung der Verbandflüssigkeit verhindert wird. Etliche Fälle heilen mit vollkommener Pupillensperre, welche frühzeitig zu operiren ist, 1. um Drucksteigerung zu vermeiden, 2. um ein Sehloch zu schaffen zur ungestörten Ausbildung der Netzhaut. Eine Erweiterung der Lidspalte ist gewöhnlich der intraocularen Operation vorauszuschicken.

Im Anschluss daran Vorstellung eines geheilten Falles.

2) Hr. Spiro: Ueber die Wirkung der Mydriatica und Miotica bei Pupillenlähmung.

Ein Versuch, auf klinischem Wege zur Frage der Wirkungsweise der Mydriatica und Miotica beizutragen, hat seine Schwierigkeiten, da über die anatomischen und physiologischen Grundlagen grosse Meinungsverschiedenheiten bestehen.

Vortr. setzt die neuesten Ansichten über den Aufbau des Ganglion ciliare auseinander und bezieht sich auf den vor kurzem in der Berliner ophthalmologischen Gesellschaft gehaltenen Vortrag des Herrn Dr. Schulz, der seine physiologisch-experimentellen Studien darlegte.

Auf Anregung des Herrn Geh.-Rath Hirschberg hat Vortr. in dessen Augenheilanstalt die von Schulz erbetene Prüfung der Wirkung von Atropin und Eserin bei Pupillenlähmung systematisch durchgeführt. Untersucht wurden 12 Fälle von totaler Oculomotoriuslähmung, bei denen Pupillen- und Accommodationslähmung stark ausgesprochen waren. Die Lähmungen waren theils ganz frisch, theils alte, bis 6 Jahre zurückdatirende.

Es ergab sich, dass:

a) Atropin die weite Pupille noch um $1—1^1/_2$ mm erweiterte. Vortr. möchte dies nicht als Sympathicusreizung deuten, sondern als Lähmung der noch nicht voll gelähmten Nervenendigungen, wie es Dr. Schultz thut.

b) Das Eserin brachte stets eine maximale Verengerung der Pupille nach Ablauf von 10 Minuten zu Stande.

Es ergab sich damit die Unhaltbarkeit der von anderer Seite früher angegebenen Möglichkeit einer cerebralen Wirkung.

Ob Eserin, wie das Schultz nach einwandsfreien Experimenten neuerdings schliesst, im vollen Gegensatz zu Atropinlähmung auf die Nervenendigungen im Sphincter reizend wirkt oder direct auf letzteren Muskel, dazu konnte das klinische Experiment nichts Entscheidendes beitragen.

Von Interesse ist, dass bei älteren Fällen von ausgesprochener Pupillenlähmung eine Einwirkung selbst des Lichtes auf die Verengerung beobachtet werden konnte.

Benutzt wurden je ein Tropfen einer $1^0/_0$ Atropinlösung, bezw. ein Tropfen einer $^2/_3{}^0/_0$ Lösung von Eserin salicyl., die in Geh.-Rath Hirschberg's Augenheilanstalt stets frisch sterilisirt bereit stehen.

Weitere klinische Untersuchungen in dieser Frage sind in Geh.-Rath Hirschberg's Augenheilanstalt im Gange.

3) Hr. Hamburger: Vorstellung eines Falles aus Prof. Hirschberg's Augenheilanstalt, in welchem ein 20jähriger sonst gesunder Mann im Anschluss an eine überstandene Lungen-Entzündung eine Sehstörung bekommt, die auf dem linken Auge in wenigen Wochen zu völliger Erblindung, auf dem rechten in einigen Monaten zu starker Herabsetzung der Sehkraft führt. Die Untersuchung ergiebt auf dem erblindeten linken Auge Sehnervenatrophie, auf dem rechten Stauungspapille mit Ausfall der lateralen Gesichtsfeldhälfte unter senkrechtem Verlauf der Trennungslinie. Hierauf gründet sich die Diagnose: Geschwulst an der Stelle der Sehnervenkreuzung mit völliger Zerstörung des linken Sehnerven und Unterbrechung derjenigen Faserzüge des rechten, welche zur medialen rechten Netzhauthälfte hinziehen; intact sind also nur noch die lateralen Fasern des rechten Sehnerven.

4) Hr. Fehr: Ueber Lid-Erschlaffung (sogenannte Blepharochalasis). Mit anatomischer Untersuchung. (Vgl. S. 74 Centralbl. f. Augenh. 1898.)

5) Hr. F. Mendel zeigt einen Fall aus Prof. Hirschberg's Augenheilanstalt, wo ein Kupfersplitter reizlos seit fast 5 Jahren in der Krystall-Linse des linken Auges sitzt, mit fast voller Sehschärfe, bei einem 19jährigen. (Vgl. Deutsche med. Wochenschr. 1894, Nr. 14, Fall 3 und Centralbl. f. Augenh. 1894. S. 111, B, 4.)

Sitzung vom 24. Februar 1898.

Herr Ginsberg: Aderhautcolobom mit retrobulbärer Cyste, (Scheincolobom des Opticus).

Sitzung vom 12. Mai 1898.

1) Herr F. Mendel. Ueber einen Fall von Secundärglaucom nach Keratitis diffusa e lue congenita. (Aus der Klinik des Herrn Geh.-Rath Hirschberg.)

Die Erkrankung begann im Jahre 1889 bei dem 6jährigen Patienten, als Keratitis diffusa e lue congenita. Ein Jahr später trat ein Rückfall der Entzündung auf, dem eine allmähliche Vergrösserung des Bulbus folgte. Im vorigen Jahre stellten sich Schmerzen im Auge ein, die Hornhaut war rauchig getrübt, das Sehvermögen bis auf Fingerzählen gesunken, der Druck erhöht, centrales Scotom. Ophthalmoscopisch zeigten sich chorioretinitische Herde, keine Excavation. Da eine Besserung nach Eserin nicht eintrat, wurde die Iridectomie im März dieses Jahres von Herrn Geheimrath Hirschberg ausgeführt. Die glaucomatöse Trübung verschwand, Spannung wurde normal, Sehschärfe und Gesichtsfeld besserten sich. Um den Zusammenhang zwischen Keratitis diffusa e lue congenita und dem Secundärglaucom zu erklären, muss man wahrscheinlich eine Erkrankung der Gefässe der Aderhaut annehmen, obgleich das ausgeschnittene Irisstück keine mikroskopischen Veränderungen zeigte.

Es sind mehrere Fälle der Art von Prof. Hirschberg beobachtet worden.

2) Herr O. Fehr: Ueber drei Fälle von Aderhautsarcomen aus Geh.-Rath Hirschbergs Augenklinik. Mit Demonstration von Zeichnungen und anatomischen Präparaten.

Die beiden ersten Fälle haben vorwiegend diagnostisches Interesse. Die klinischen Bilder erlaubten eine sofortige exacte Diagnose, auf Grund welcher die Enucleation ohne diagnostische Vor-Operation von Herrn Geh.-Rath Hirschberg vorgenommen wurde. Der 3. Fall betrifft eine 47jährigen Patientin, die mit den Erscheinungen des heftigsten Secundärglaucoms aufgenommen wurde auf einem Auge, das vor 14 Jahren an Netzhautablösung erblindet war. Die Autopsie und mikroskopische Untersuchung stellte neben dem Vorhandensein einer hochgradigen exsudativen Chorioiditis ein fast in ganzer Ausdehnung in Necrose übergegangene Sarcom fest. Neben dem Sehnerv fand sich ein metastat, extrabulbärer Knoten. Die Chorioidea war zum Theil hart, verknöchert. Vortr. zieht die Schlussfolgerung, dass die Netzhautablösung s. Z. schon durch Tumorbildung veranlasst war, dass also das Sarcom länger als 14 Jahre bestanden hat; die im Laufe der Jahre auftretende Necrose im Tumor und die dabei ausgebildeten Zerfallsproducte erzeugten eine exsudative Chorioiditis und das Secundärglaucom.

(Ausführliche Veröffentlichung soll folgen.)

3) Herr C. Hamburger stellt einen Fall von Halbblindheit durch Hirn-Embolie vor.

Ein 39jähriger Tischler bekommt in Folge einer heftigen Gemüthserregung einen Ohnmachtsanfall. Als er wieder zu sich kommt, merkt er, dass er von R. her nichts sieht. Die Untersuchung ergiebt beiderseitige symmetrische Halbblindheit, Ausfall der rechten Gesichtsfeld-, entsprechend den linken Netzhauthälften. Da die Untersuchung des Herzens das Bestehen einer Mitral- und Aorteninsuffizienz ergiebt, ist die Affection als eine Embolie aufzufassen, und zwar im Bereich derjenigen Nervenbahnen, die zu den linken Netzhauthälften hinziehen, also im Faserverlauf des linken Tractus opticus. Da alle Hirnsymptome fehlen, dürfte der Embolus im Bereich des linken Occipitalhirnes zu suchen sein.

4) Herr Spiro: Zur Anwendung örtlicher Betäubungsmittel bei Augen-Operationen.

Vortragender hatte Gelegenheit, in Geheimrath Hirschbergs Augenklinik vor kurzem zwei Fälle von acutem Glaucom zu operiren, bei denen die allgemeine Narcose wegen des Körperzustandes ausgeschlossen war. Da Cocaïn in solchen Fällen erfahrungsgemäss versagt, wurde Holocaïn zur örtlichen Betäubung benutzt.

In dem ersten Falle handelte es sich um eine 80jährige Frau, deren linkes Auge seit 10 Jahreu erblindert war. Auf dem rechten Auge bestand seit 8 Tagen acutes Glaucom unter den stürmischsten Erscheinungen. Trotz der chemotischen Schwellung der Conjunction liess sich die Iridect, nach unten unter Holocainbetäubung regelmässig, ohne Schmerzempfindung der Patientin, ausführen. Aehnlich schmerzlos wurde die Iridectomie unter Holocaïn bei einer zweiten 75jährigen Frau ausgeführt.

Besonderes Interesse verdient ein Fall von chronisch entzündlichem Glaucom, bei dem Cocaïn zur Betäubung angewendet wurde. Das Glaucom bestand bereits $^1/_4$ Jahr, als Patientin mit stark herabgesetzter Sehkraft und engem Gesichtsfeld die Klinik aufsuchte. In den drei Tagen, die bis zur Operation vergingen, wurde reichlich Eserin eingeträufelt, zuletzt 2 Stunden und ca. $^1/_4$ Stunde vor der Operation. Dann wurde zur Betäubung Cocaïn langsam eingeträufelt. Es zeigte sich, dass innerhalb von 10 Minuten die vorher durch das Eserin maximal enge Pupille übermittelweit wurde, wie vor der Eserineinträuflung.

Spiro schliesst, dass das Eserin wohl imstande war, die Pupille zu verengen, dass aber die leichte, Pupillen-erweiternde Wirkung des Cocaïn genügte, um die Pupillen erweiternde Kraft des Glaucom über die verengende des Eserin überwiegen zu lassen.

Da Holocaïn eine solche Wirkung nicht habe und gut betäube, sei es bei Glaucomoperationen zu empfehlen.

5) Herr J. Hirschberg: Die Blindheit in Spanien.

(Ist in der Deutsch. med. Wochenschrift 1898, 9. Juni erschienen. Vgl. Centralbl. f. Augenh. 1898, S. 314.)

Sitzung vom 23. Juni 1898.

1) Herr Seligsohn: Krankenvorstellung. (Vaccine des Auges).

2) Herr Hamburger: Besteht freie Communication zwischen vordrer und hintrer Augenkammer?

3) Herr Lewinsohn demonstrirt ein Instrument zur Entfernung von Fremdkörpern aus der Hornhaut.

Sitzung vom 28. Juli 1898.

1) Herr Gutmann demonstrirt Ascher's neues Perimeter.

2) Herr J. Hirschberg: Zur Heilung von Folgen der Schläfenschussverletzung.

3) Herr Fehr: Ophthalmoskopische Demonstration.

4) Herr Winselman (a. G.) demonstrirt ein Phantom für augenärztliche Operationen.

Sitzung vom 27. October 1898.

1) Herr Spiro stellt einen Fall von Conjunctivalblutung bei Purpura haemorrhagica vor. Das 3jährige Kind Gertrud Sp., dessen Anamnese sonst nichts Besonderes ergab, hatte 13 Wochen nach gut überstandenen schweren Masern blutige Verfärbung der linken Conjunctiva bulbi gezeigt, welche die Mutter veranlasste, Geheimrat Hirschberg's Augenheilanstalt aufzusuchen. Dort wurde neben ausgedehnten subconjunctivalen Blutungen von gewöhnlicher Form, Petechien auf Gesicht, Brust, Rücken und Extremitäten gefunden. Es bestanden Blutungen unter die Zungenschleimhaut, es fand sich Eiweiss im Urin, wobei mikroskopisch rothe Blutkörperchen nachgewiesen werden konnten, ferner traten im Verlaufe Darmblutungen hinzu, bei denen auch Fieber sich einstellte. Der Blutbefund war normal, ebenso die nicht angeführten Körperorgane. Der Fall heilte in 4 Wochen völlig aus.

Das Vorkommen von Conjunctivalblutungen bei Purpura haemorrhagica ist in der Literatur wenig berücksichtigt, meist nicht erwähnt. Es ist von Interesse, dass diese seltene Erscheinung als erstes und auffallendstes Symptom zur raschen Diagnose der wichtigen Allgemeinerkrankung führen kann.

2) Herr Kuthe demonstrirte einen Fall von Ptosis-Operation.

3) Herr J. Hirschberg: Zur Magnet-Operation.

4) Herr Fehr: Zwei seltene Fälle von Verschiebung der Linse unter die Bindehaut. (Aus der Augenheilanstalt von Herrn Geh. Med.-Rath Prof. Dr. Hirschberg.)

Einem 43 jährigen Bauer hat eine Ziege mit ihrem Horn ins linke Auge gestossen. Das Sehvermögen ist sofort erloschen. Man findet bei seiner Vorstellung 14 Tage nach der Verletzung das Auge hochgradig gereizt, weich und druckempfindlich, die Vorderkammer angefüllt mit Blut, das den Einblick verhindert. Dicht über der Hornhaut erhebt sich eine blasenartige, durchscheinende Geschwulst, die von Conjunctiva überzogen wird. Sie hat die Form und Grösse der Linse. Es wird daher sofort die Diagnose auf Luxation der Linse unter die Bindehaut gestellt Wegen der bestehenden Gefahr der sympathischen Ophthalmie wird von Herrn Geh.-Rath Hirschberg das Auge, das wohl noch Lichtschein, aber nur unsichere Projection hatte, enukleïrt.

Die Section des Bulbus giebt weiteren Aufschluss: die Sclera ist dicht an der Corneoscleragrenze concentrisch zum Limbus geborsten und die Linse ist ausgetreten. Sie lagert unter der Bindehaut. Nur mit einem kleinen Theil ist sie in die Rupturstelle eingezwängt und wird dort eingeschnürt. Die Iris ist nicht, wie es die Regel ist, am Ciliarrand abgerissen, sondern im oberen Theil durch die austretende Linse nach aussen umgeschlagen, so dass sie mit ihrer Vorderfläche gegen die Aussenfläche der Sclera gepresst wird. Im Augeninnern findet sich reichlich Blut.

Bei der mikroskopischen Untersuchung findet man die Linse rings in unverletzter Kapsel eingeschlossen, das Linsenepithel mehrschichtig, in der Linsensubstanz selbst aber keine wesentlichen histologischen Veränderungen. Die Iris ist atrophisch, besonders an der Stelle, wo sie dem Druck der Linse ausgesetzt ist. Die übrigen Augenhäute sind, abgesehen von starker Blutfüllung, normal.

Der Mechanismus dieser Luxation ist einfach: durch den Ziegenhorn-Stoss, der das Auge in dem unteren Abschnitt trifft, wird es von unten nach oben zusammengedrückt und in der entgegengesetzten Richtung ausgedehnt. An der Stelle der stärksten Ausdehnung platzt der Bulbus und die Linse folgt, sobald mit der Sprengung der Augenhäute der Gegendruck aufhört, wie bei der Star-Operation, der in gleicher Richtung fortwirkender Gewalt und tritt nach Zerreissung der Zonula aus dem Auge heraus.

Die Literatur über ähnliche Beobachtungen ist heute nicht mehr spärlich. Die folgende Form einer Linsenverschiebung scheint jedoch noch nie beschrieben zu sein:

Bei seiner Arbeit fliegt einem 42 jährigen Arbeiter ein grösseres Stück Eisen vom Hammer mit grosser Gewalt gegen das rechte Auge. Er kommt sofort in die Klink. Das Auge ist blutig unterlaufen, besonders nasal; hier besteht eine oberflächliche Wunde, die sich auf die Hornhaut fortsetzt. Die Pupille ist maximal erweitert, die Iris unbeweglich und nach hinten gedrängt. Unten und innen ist sie in grosser Ausdehnung am Ciliarrand abgerissen. Dieses gefaltete und flottirende Stück der Iris wird bedeckt von der zu fast bis zur Hälfte in die Vorderkammer luxirten Linse, die an ihrem hellglänzenden Rand zu erkennen ist.[1] Der übrige Theil der Linse steckt zwischen Iris einerseits und Ciliarkörper andererseits, wie ein Knopf in seinem Knopfloch.

---

[1] Beleuchtet man diesen Linsenrand, so erscheint auf der angrenzenden Lederhaut eine der Linse entsprechende, helle Kreisfläche. H.

In dem verwaschenen Hintergrund wird oberhalb der Papille eine Blutung erkannt.

Das Auge zählt nach Finger ca. 1 Fuss.

Bei der Erklärung des Mechanismus dieser Form von Linsenverschiebung stösst man auf Schwierigkeiten. Die Linse ist der Verletzungsstelle entgegen gerückt; sie muss daher dem Contrecoup ihre Bewegung nach vorn zu verdanken haben. Der Bulbus wird am nasalen Limbus getroffen eingedrückt; es kommt zu einer Ausdehnung in einer Richtung, die senkrecht auf der der verletzenden Gewalt steht. Da in diesem Falle die Elasticitätsgrenze nicht überschritten wurde, so schnellen die Bulbushäute nach Aufhören des Druckes wieder zurück und treiben die Flüssigkeit wieder an ihren ursprünglichen Ort. Diese Bewegung, die bei der Wiederherstellung der Bulbusform entsteht, treibt die Linse nach vorn, welche schon durch ihr Beharrungsvermögen eine Tendenz zum Vorrücken bekommen hat, da durch den Schlag der ganze Bulbus etwas nach hinten geschoben wurde. Ob nun die Iridodialyse beim ersten oder zweiten Act entstanden ist, ob die Linse ihren Weg durch die Pupille oder durch die nach der Iridodialyse entstandene Oeffnung genommen hat, ist schwer zu entscheiden.

Die Beschreibung dieser Form von Linsenverschiebung, der Herr Geh.-Rath Hirschberg die Bezeichnung Luxation der Linse durch ein Knopfloch der Iris beilegte, konnte in der gesammten zu Gebote stehenden Literatur nicht aufgefunden werden.

Die Behandlung war bisher nur exspectativ, da der Zustand des Auges keine Star-Operation gestattete, auch keine Drucksteigerung eine Beschleunignng dersellben erheischte.

5) Herr J. Hirschberg: Ueber die Augen-Heilwunder des Asklepios zu Epidaurus. (Vgl. Gesch. d. Augenh. i. A., § 30, 1899.)

Sitzung vom 24. November 1898.

1) Herr F. Mendel demonstrirt zwei Präparate von Retinitis albuminurica. Dieselben stammen von einem 58jährigen Manne, der vom Vortr. vom 1. October d. J. ab auf der inneren Station des Krankenhauses am Friedrichshain beobachtet wurde. Pat. klagte seit ca. 3 Monaten über heftige Kopfschmerzen und allgemeine Mattigkeit. Die Untersuchung der Lungen und des Herzens ergab keine Besonderheiten. Der Urin enthielt Eiweiss in beträchtlicher Menge, zahlreiche hyaline und granulirte Cylinder. Die ophthalmoskopische Untersuchung ergab beiderseits eine Verschleierung der Netzhaut und der Papillengrenzen, starke Füllung der Venen mit Blutungen und zahlreiche kleine, weisse Plaques, die hauptsächlich links ein silberhelles Aussehen darboten, und die sich um die Papille herum und in der Macula lutea anordneten.

Das anatomische Präparat zeigt makroskopisch aufs Deutlichste die durch den Augenspiegel beobachteten Veränderungen.

2) Herr Türk: Ein Fall von Retractionsbewegung des Auges. (Ist im Centralbl. f. Augenheilk. 1899, Januar-Heft, veröffentlicht.)

3) Herr Rau: Delirium nach Star-Operation.

Frl. X., 74 Jahre alt, eine sehr gebildete Dame aus guter Familie, wurde Ende des vorigen Monats, links fast starblind, rechts ein wenig sehschwach, in Prof. Hirschberg's Augenheilanstalt aufgenommen. Sie ist schwer hysterisch.

So behauptete sie vor der Aufnahme, in ihrem jetzigen Zustande — sie hatte eine leidliche Sehschärfe rechts, — nicht länger leben zu können und verlangte dringend so bald als möglich operirt zu werden. Nach der Aufnahme verschiebt sie die Operation und zeigt allerlei Launen. Sonst ist sie ganz gesund. Unter Cocaïn wurde die Cataract vollständig normal mit kleiner Iridectomie extrahirt. In der ersten Nacht nach der Operation traten leichte Hullucinationen auf; sie glaubte, es klopfe Jemand beständig an die Thüre. In der zweiten Nacht starkes Delirium mit Tobsuchtsanfällen und absoluter Unkenntniss ihrer Lage, wie bei Potatoren. Es wurde Morphium injicirt und das zweite Auge frei gelassen. In den ersten Nächten darauf wiederholte sich das Delirium in geringerem Grade, anfangs stärker, dann immer schwächer, um nach 6 Tagen vollständig zu verschwinden. Die Behandlung bestand darin, dass von einer Medicin (Morph. mur. 0,05, Chloral. hydr. 5,0, Aq. dest. ad 100,0) anfangs 2stündlich, dann bis schliesslich 5stündlich ein Esslöffel voll eingegeben wurde. Auf das starke Delirium erfolgte eine kleine Nachblutung, worauf 2 Tropfen Atropin mit Cocaïn — das erste Mal während ihrer klinischen Behandlung — eigeträufelt wurden. Die Heilung verlief normal. S fast 1.

Sichel war der Erste, der im Jahre 1863 in den Annales d'oculist. einige Fälle von Delirium nach Star-Extraction beschreibt. Die Symptome, die nur in der Nacht auftraten, sind so ziemlich die gleichen: die Worte werden unzusammenhängend, die Kranken beklagen sich über ungenügende Pflege von Seiten des Wartepersonals, erheben sich aus ihren Betten, reissen sich den Verband ab; in den schwersten Fällen benehmen sie sich wie Tobsüchtige. Bei den meisten der Sichel'schen Patienten war Alkoholismus ausgeschlossen. Ob nicht auch Patienten mit psychischer Belastung darunter waren, erwähnt er nicht. Niemals hat er dieses Delirium bei Leuten unter 60 Jahren gesehen.

Sodann beschreibt Herr Hirschberg im Jahre 1876 in seinem Bericht über 100 Star-Extractionen 3 Fälle von Delirium nach der Operation bei Hochbetagten ohne bleibenden Nachtheil.

Herr Zehender beobachtete in der Klinik Jäger's zwei ähnliche Fälle, wo man genöthigt war, wenige Tage nach der Operation Zwangsjacke anzulegen.

Herr Landesberg beschreibt im Centralbl. f. Augenheilk. 2 Fälle von Delirium bei nüchternen, älteren Patienten, wo in kurzer Zeit völlige Heilung erfolgte.

In der letzten Zeit haben noch Lunkiewicz und Loewy je einen Fall von Delirium nach Star-Operation beschrieben. Bei beiden trat nach wenigen Tagen vollständige Heilung ein.

Was nun die Bewusstseins-Störung angeht, so giebt Landesberg an einem Falle an, dass derselbe nach der Heilung von dem Delirium wusste, die Leute, die er im Tobsuchtsanfalle geschlagen hatte, wiedererkannte und sie um Verzeihung bat. In den andern Fällen, in denen auf dieses Symptom eingegannen wurde, herrschte vollständige Bewusstseins-Störung. Die Zeit des Delirium war ihrem Gedächtnisse entrückt.

Die Gründe für die Entstehung dieses Delirium sind sehr verschiedenartig angegeben worden. Sichel bezichtigt den durch den Verband hervorgerufenen Lichtabschluss. In Folge dessen wüssten die Kranken nicht mehr, wo sie sich befänden. Sie wären sozusagen der Welt entrückt, dépaysés, wie er sich ausdrückt. Lunkiewicz beschuldigt das Atropin. Für unsern Fall dürfte das nicht zutreffen, weil überhaupt kein Atropin vor und während des Delirium eingeträufelt wurde. Trotzdem man in neuerer Zeit mehr und mehr von der Atropin-Einträufelung nach Star-Operationen zurückgekommen ist, ist die Zahl dieser Delirium-Anfälle nicht geringer geworden.

Einem Nervenarzte Luys haben diese vereinzelten Beobachtungen die Grundlage zu der allgemeinen Theorie abgegeben, dass das geistige Leben so sehr von den optischen Eindrücken beeinflusst wird, dass das Aufhören der letzteren nothwendiger Weise auch eine Beeinträchtigung der Gehirnfunctionen zur Folge haben muss. Diese Theorie wird schon durch die einfache Thatsache hinfällig, dass die Blinden doch nicht an Störungen der Gehirnfunctionen zu leiden brauchen und meistenteils auch nicht leiden.

Die beste Erklärung scheint mir die von Hirschberg in seinem Artikel über 100 Extractionen aus dem Jahre 1876 angegeben zu sein, wonach das Sensorium alter Leute sich mitunter im labilen Gleichgewicht befindet und die Entziehung aller äusseren Sinneseindrücke ein Delirium auslösen kann. Die andern Erklärungen berücksichtigen alle nicht das Alter der betreffenden Patienten und den Umstand, dass das Sensorium solcher Leute, das unter gewöhnlichen Umständen vielleicht ganz normal erscheinen mag, derartigen gesteigerten Anforderungen, wie es die Anfregungen vor und bei der Operation, das ungewohnte ruhige Liegen zu Bett mit sich bringen, nicht gewachsen ist. Welchen Einfluss auf die Psyche die Dunkelheit ausüben kann, beweisen zwei Fälle Schmidt-Rimpler's von Delirium bei alleinigem Aufenthalte im Dunkelzimmer durch mehrere Tage hindurch.

Für die Thatsache, dass das Delirium fast nur in der Nacht auftritt, giebt Schmidt-Rimpler die wohl zutreffende Erklärung, dass der in der Nacht naturgemäss noch grössere Abschluss von den Sinnesreizen die schon vorhandene Unruhe steigert und Hallucinationen und maniakalische Erscheinungen hervorruft. Für unsern Fall ist die Erklärung eine sehr einfache. Wie in der Krankengeschichte auseinandergesetzt wurde, war die Patientin hysterisch. Die durch die Star-Operation und Nachbehandlung geschaffene Aufregung war die Gelegenheitsursache, welche das Delirium und den Tobsuchtsanfall auslöste.

Die Prognose wird von allen, die darüber berichtet haben, als eine günstige bezeichnet.

Die Therapie besteht in der Freilassung des andern Auges und der Darreichung der Narcotica und Analeptica.

4) Herr Hirschberg: Operation des diabetischen Stares. (Wird später veröffentlicht werden.)

Sitzung vom 22. Dezember 1898.

1) Herr Hirschberg: Mikroskopische Demonstration (Demodex aus den Wimperhaar-Bälgen).

2) Herr de Obarrio (a. G.): Ueber angeborenen Star beim Kaninchen.

Menschen wie Thiere zeigen angeborene Veränderungen des Sehorgans. Von den Thieren beobachtet man sie recht häufig am Kaninchen, an dem so häufig Versuche vorgenommen werden. Die Lebensweise der Kaninchen, besonders die Vermischung der Familien-Mitglieder, verursacht angeborene Missbildungen. Bei unsern Versuchen über Plastik, die wir im hiesigen physiologischen Institut angestellt, stiessen wir auf ein Kaninchen mit weissem Reflex aus der Pupille. Der Augenspiegel zeigte eine stärkere Trübung der Linse nahe dem hinteren Scheitel, auf beiden Augen.

Wir hatten Gelegenheit zu anatomischer Untersuchung. Die Augäpfel wurden in 10 % Formal-Lösung gelegt, für 24^h, dann zertheilt, in Alkohol allmählich gehärtet, in Celloidin eingebettet und mit dem Mikrotom geschnitten. Formol giebt der Crystall-Linse eine zarte, gleichförmige Trübung, die man von der pathologischen leicht unterscheiden kann. Die Schnitte wurden nach v. Gieson gefärbt. Die einfache Betrachtung eines ungefärbten Schnittes zeigt die Linsentrübung, wie sie auf Fig. 1 dargestellt ist. Es besteht eine geschlossene Trübungszone in der Rinde, dann kommt der klare Kern, in dem wieder eine Trübungszone liegt. Die letztere hängt in der Nähe des hinteren Scheitels mit der der ersteren zusammen.

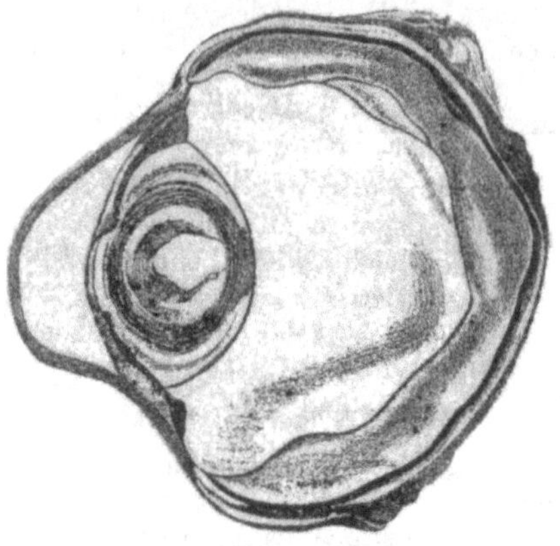

Fig. 1.

Bei einer Vergrösserung von nahezu 50 erscheinen in den gefärbten Schnitten die sklerosirten Theile gelb, die übrige Linse roth. Der Kern ist sklerosirt und auch bei stärkerer Vergrösserung homogen und fast structurlos. In der Peripherie besteht eine eigenthümliche Anordnung der Linsenfasern.

Vom Aequator nach dem vorderen Scheitel zu sind die Linsenfasern in normaler Weise angeordnet, d. h. in concentrisch parallelem Verlauf, und frei von Structur-Veränderung. Ebenso ist die vordere Kapsel mit ihrem Epithel normal.

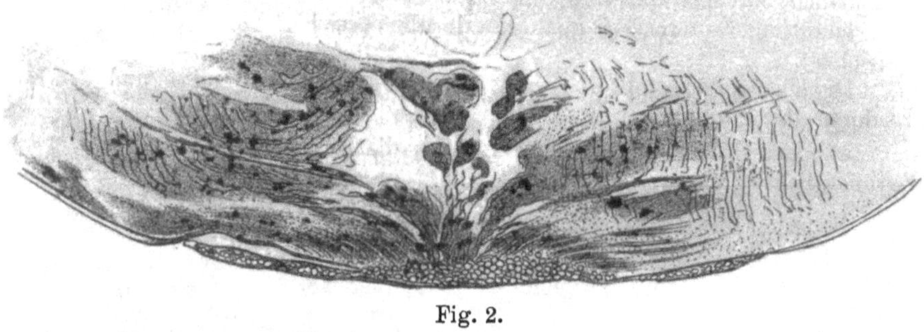

Fig. 2.

Vom Aequator nach dem hinteren Pol zu besteht die normale Anordnung in $^3/_4$ des Verlaufes, aber in der Nachbarschaft des hinteren Poles werden die Fasern unregelmässig und convergiren an beiden Seiten, als wollten sie eine Hernie bilden. (Vgl. Fig. 2.) Die Kapsel scheint verdickt am hinteren Scheitel. Aber in Wirklichkeit ist sie normal. Dagegen liegt auf derselben hinten eine Körner-Anhäufung. Dieselben haben die rothe Farbe angenommen. Gerade am Scheitelpunkt fehlt die Kapsel und die Körner oder Tropfen infiltriren die Linsen-Substanz.

Spuren der Arteria hyaloidea waren nicht zu entdecken.

3) Herr Ginsberg: Ueber Keimversprengungen in Retina und Centralnervensystem. (Wird später veröffentlicht werden.)

4) Herr Rau: Ueber sectorenförmige Gesichtsfelddefecte.

Bei gewissen Gehirnkrankheiten (z. B. Blut-Ergüssen oder Embolien im Bereiche des Occipital-Lappens) kommen Gesichtsfelddefecte vor, für welche die Doppelseitigkeit und das unveränderte Bestehenbleiben — abgesehen von ganz seltenen Fällen, in denen man eine Wiederherstellung der Function beobachtet hat — charakteristisch ist. Die Form des Defectes ist eine derartige, dass die Spitze des Defectes im Fixirpunkt endet oder auf denselben

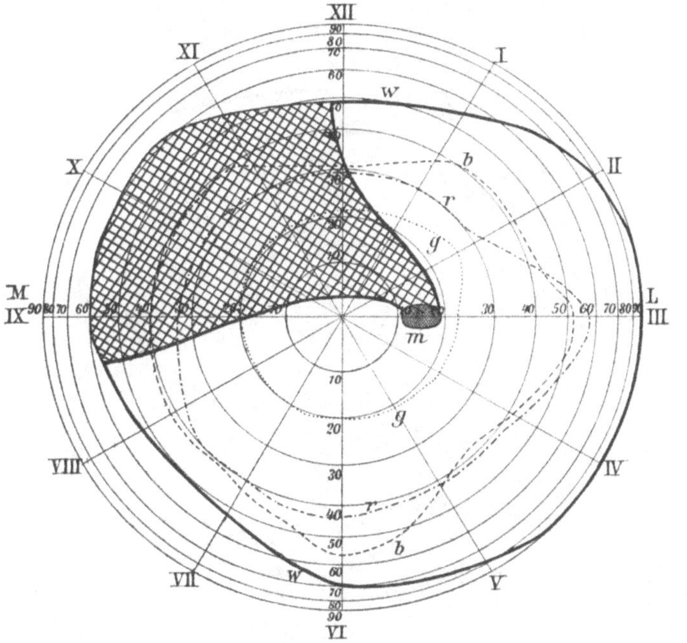

Fig. 3. Embolie der Art. tempor. inf. 1. Tag der Beobachtung.

hinzeigt. Es sind dies Fälle von gleichseitiger Halbblindheit, bei denen nicht die ganze Hälfte der G. F. fehlt, sondern z. B. $^2/_3$ derselben. Nur in seltenen Fällen ist bei Atrophia nervi optici ein ähnliches Verhalten des Gesichtsfeldes vorhanden. Zur Zeit ist in der Hirschberg'schen Augenklinik ein derartiger Fall in Behandlung, wo rechts die Sehschärfe auf unbestimmte Lichtempfindung, links auf Fingerzählen in $1\,^1/_2$ m herabgesetzt ist. Trotz dieser schlechten Sehschärfe ist das Gesichtsfeld des linken Auges bis auf einen derartigen sectorenförmigen Defect vollständig normal.

Bei der Durchsicht des klinischen Materials der Hirschberg'schen Klinik vom Jahre 1890 ab konnte ich 15 Fälle von Glaucom finden, bei denen gleichfalls derartige Gesichtsfelddefecte vorhanden waren. In drei Fällen war der Defect nasal unten, in zweien in der nasalen Mitte, in sechsen nasal oben, in vier

Fällen nach unten zu gelegen. Bei den meisten Fällen ergab die Durchsicht der Glaucomgesichtsfelder sehr wechselnde Bilder.

In seltenen Fällen kommt es zu gleichen Defecten bei Netzhautblutungen und chorioretinischen Herden, wo die Annahme dann wohl gerechtfertigt ist, dass dadurch eine Zerstörung der vorderen Retinalschichten herbeigeführt und so die Leitung unterbrochen wurde. Auch bei partiellen Netzhautablösungen kann es zu ähnlichen Gesichtsfeldformen kommen.

Bekannt ist es, dass die Embolie eines Hauptastes der Arteria centralis sectorenförmige Defecte im Gesichtsfelde zur Folge hat, aber auf die charakteristische Form derselben ist nur noch wenig aufmerksam gemacht worden. Die erste Mittheilung darüber fand ich in Ole Bull's Handbuch über Perimetrie.

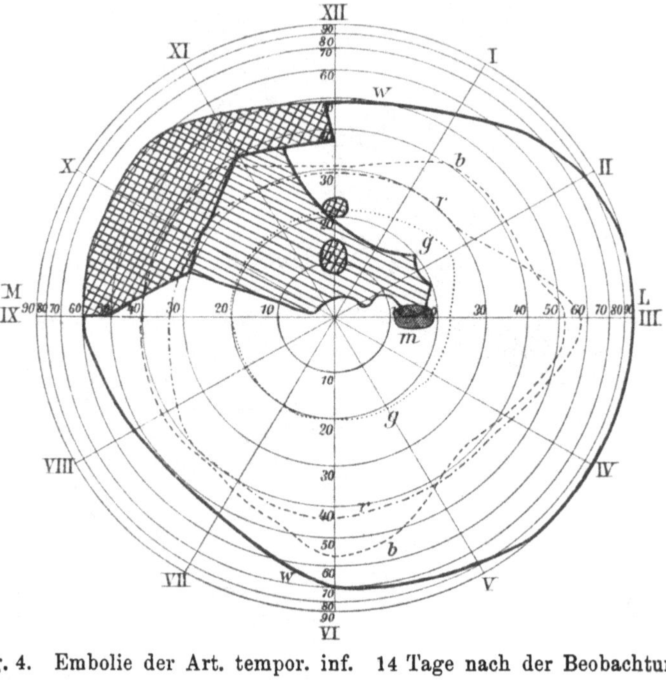

Fig. 4. Embolie der Art. tempor. inf. 14 Tage nach der Beobachtung.

In der letzten Zeit kamen in der Hirschberg'schen Augenklinik wieder 4 derartige Fälle zur Beobachtung. Drei derselben waren durch Herzerkrankungen verursacht; bei dem vierten hatte ein chorioretinitischer Process durch Schrumpfung einen Verschluss der in oder an ihm liegenden Arterie veranlasst. In allen 4 Fällen handelte es sich um Verstopfung von Temporal-Arterien. Da nun die centrale Sehschärfe in dem einen Falle $^2/_3$, in den andern Fällen $^5/_5$ betrug, so kann man daraus wohl mit Recht schliessen, dass die Macula in diesen Fällen durch eigene verschont gebliebene Arterien (papillomaculare Aeste) versorgt wird.

Das Gesichtsfeld hatte in allen 4 Fällen einen den verstopften Arterien entsprechenden Ausfall, dessen Spitze in 3 Fällen im blinden Fleck endete, in dem 4. gegen ihn zeigte und kurz vor ihm endete. Es ist dies ein sehr natürliches Verhalten, wenn man bedenkt, dass die Arterien aus der Papille austreten und die verstopfende Ursache in allen Fällen in der Nähe derselben sass. Wenn natürlich ein Embolus weit ab von der Papille sitzt, ist natürlich ein ganz anderes Verhalten des Gesichtsfeldes zu erwarten.

In dem einen Falle (dem durch den chorioretinitischen Herd bedingten Verschluss) blieb der Gesichtsfelddefect vom ersten Tage der Beobachtung bis zum Ende derselben (über 1 Jahr Zwischenzeit) vollständig der gleiche; es war keine Einengung zu constatiren. Bei dem 2. Falle besserte sich das Gesichtsfeld um ca. 20°, bei dem 3. um ca. 30° von den Seiten her. Es blieb ein absolutes Scotom in der beschriebenen sectorenförmigen Gestalt zurück. Ja bei einem Falle, einer Embolie der Art. tempor. inf., wo anfangs das Gesichtsfeld sich bis auf den sectorenförmigen Defect normal verhielt, trat im Verlaufe einiger Monate Atrophie der ganzen unteren Papillenhälfte mit deutlicher Abblassung und starker Verengerung auch der Arter. nasal. inf. ein. Dem entsprach Herabsetzung der Function des von dieser Arterie versorgten Netzhautabschnittes und das Bestehen eines relativen Scotoms, welches die ganze obere temporale Gesichtsfeldpartie einnahm. Bei dem 4. Falle trat eine Einengung um ca. 30° von den Seiten her und unter Massagebehandlung nach wenigen Tagen eine Aufhellung in Centrum des Defectes ein, die von Tag zu Tag zunahm. Diese Aufhellung bestand darin, dass das weisse, zur Prüfung benutzte, quadratförmige Blättchen als heller Schimmer — natürlich lange nicht so hell, wie in der gesunden Peripherie — angegeben wurde. Die äusserste Peripherie blieb functionsunfähig.

Schon öfters beobachtete man ein ähnliches Verhalten des Gesichtsfeldes und gab dafür 2 Gründe an: 1. Die peripheren Netzhauttheile sollten die empfindlichsten sein und zuerst zu Grunde gehen. 2. Der Stamm-Embolus soll in viele kleine Theile zerfallen, welche durch den Blutstrom fortgeschwemmt in den viel feineren Arterien der Peripherie hängen bleiben. Für die letztere Annahme wäre es doch eigentümlich, wenn dadurch die ganze Peripherie ausgeschaltet würde, wie dies in unserem Falle ist. Man müsste doch erwarten, dass wenigstens eine oder die andre kleine Arterie verschont blieb und somit geringe Theile der äussersten Peripherie erhalten würden, welche sich als kleine und eingeschaltete functionsfähige Keile im Gesichtsfelde repräsentirten. Mir scheint es für unsern Fall naheliegender zu sein, anzunehmen, dass über den Embolus in der Arterie hinweg wohl noch Blut fliesst, aber nicht in genügender Menge. Das Blut kann also wohl noch in die mehr central gelegenen Theile gelangen, nicht aber in die Peripherie, und diese stirbt ab. So charakteristisch nun auch der eben beschriebene Gesichtsfelddefect für Embolie eines Hauptastes der Arteria centralis erscheint, so sind ähnliche Bilder, wenn auch ziemlich selten, bei andern Fällen beobachtet worden.

Bei einem Falle von Venenstauung der Art. nasal. inf. (behandelt in der Hirschberg'schen Klinik) war zuerst ein absolutes Scotom vorhanden, das die centralen Theile (nach unten von 10°, nach den andern Seiten von 20° Ausdehnung) einnahm; dann bildete sich ein sectorenförmiger Defect aus, dessen Spitze im blinden Fleck endete. Dieser Defect bildete sich nach einigen Wochen bis auf ein kleines absolutes Scotom 5° über dem Centrum vollständig zurück.

Dr. Pufahl beschrieb in einem kleinen Aufsatze aus dem Jahre 1877 „Ueber Campimetrie in Dr. Hirschberg's Augenklinik" einen Fall von Colobom der Iris, Linse, Netzhaut und Aderhaut, wo ein nach oben gelegener sectorenförmiger Defect vorhanden war, dessen Spitze im blinden Fleck endete.

Prof. Hirschberg stellt folgenden Satz auf: Wird ein Viertel der Netzhaut dauernd von der Blutversorgung ausgeschaltet, so hat der sectorenförmige Defect des G. F. seine Spitze im blinden Fleck. Wird im Gehirn ein Viertel des binocularen G. F. beider Augen ausgeschaltet, so hat der sectorenförmige Defect beider G. F. seine Spitze im Fixirpunkt.

1899

Sitzung vom 26. Januar 1899.

1) Herr A. Neuschüler: L'influence du sympathique dans la tension oculaire.

2) Herr Fehr: Ueber hämorrhagisches Glaucom nach Phlebothrombose.

Sitzung vom 23. Februar 1899.

1) Herr J. Hirschberg spricht über Sehnerven-Durchtrennung und zeigt 2 Fälle.

Die allgemeinen Grundsätze, welche für die Beurtheilung der Durchschneidung des Sehnerven in Betracht kommen, sind in meiner Einführung (I, S. 76) auseinandergesetzt.

Im Ganzen sind die Fälle beim Menschen zum Glück nicht häufig: deshalb möchte ich diese beiden Fälle vorstellen.

2) Ein 27jähriger Lehrer kommt 19./I. 1899 eine halbe Stunde, nachdem er in der Turn-Anstalt beim Floret-Fechten sein rechtes Auge verletzt hatte. Angeblich war die Kugel von der Floret-Spitze in dem entscheidenden Augenblick abgefallen. Der rechte Augapfel ist stockblind, mit stark erweiterter Pupille, aber nicht zusammengefallen, sondern von normaler Spannung; dabei stark vorgetrieben und nach der Schläfenseite verschoben, fast unbeweglich. Im Nasenwinkel des Auges zeigt sich eine fetzige Wunde der Bindehaut des Augapfels, aus welcher Fettgewebe der Augenhöhle hervorragt, das abgetragen wird. Der Augenspiegel zeigt das Bild der Leichen-Netzhaut, unmittelbar nach dem Tode, wie es auch bei allen vollkommenen Unterbrechungen des Blutstromes in der centralen Netzhaut-Schlagader vorkommt, z. B. bei der vollkommenen Verstopfung der letzteren: Netzhaut graulich getrübt, Schlagadern fadenförmig, Andeutung eines rothen Flecks in der Netzhaut-Mitte. Nur ist die Blutsäule in den Blutadern der Netzhaut nicht in getrennte Cylinder zerfallen. Somit besteht noch eine schwache Hoffnung, dass der Sehnerv hinter dem Augapfel nicht völlig zerschnitten, sondern durch einen Bluterguss, von dem man deutliche Spuren zwischen Augapfel und Bindehaut wahrnimmt, zusammengepresst sei. Erbrechen erfolgte vor und nach der Aufnahme. Verband, zu Bett.

12 Tage lang blieb das Auge des sehr intelligenten Kranken bei täglicher Prüfung ohne jede Spur von Lichtschein. 30./I. 1899 werden zum ersten Mal die Finger auf $1^1/_2$ Fuss erkannt. Es besteht noch Trübung der Netzhaut und rother Fleck in der Mitte der Netzhaut; die Schlagadern sind etwas besser gefüllt.

1./II.: Finger auf 4 Fuss, G.-F.-Ausdehnung normal, doch besteht ein Ausfall gerade in der Mitte, von etwa 10° Ausdehnung. 9./II.: Finger auf 8 Fuss, Ausfall geringer. Pupille reagirt, Sehnerv blass, aber mehr gelbröthlich, Schlagadern eng, aber nicht fadenförmig.

21./II.: S = $^1/_{25}$, der Augapfel ist nicht mehr vorgetrieben, auch gut beweglich, nur nicht nach oben.

20./III.: S. = $^1/_{20}$, SnX in 4″, G.-F. n., zarter Dunkelfleck in der Mitte, keine Doppelbilder, Beweglichkeit gut, nur nicht nach oben, Auswärtsschielen. Pupille rechts etwas weiter, aber auf Lichteinfall sich zusammenziehend. Sehnerv blass, besonders in der Schläfenhälfte. — Ich kenne keinen zweiten Fall der Art.

2) Dieser 23 jährige Mann kam vor 18 Jahren, als 5 jähr. Kind zuerst in meine Behandlung, am 4./IV. 1881. Zwei Tage zuvor war das Kind auf einen Schuh-Knöpfer, d. h. auf einen eisernen Haken, gefallen; der Haken haftete im rechten Unterlid und wurde vom Dienst-Mädchen entfernt. Narbe im rechten Unterlid von $^3/_4$″ Breite, gerade oberhalb des unteren Augenhöhlen-Randes. Auch im Oberlid und gerade nach innen in der Augapfelbindehaut sind Blut-Unterlaufungen sichtbar. Medien klar, Augengrund nicht verändert. Nur der Sehnerv scheint etwas blasser zu sein. Augapfel nicht vorgetrieben, gut beweglich aber stockblind. Das Kind schreit heftig, sowie man das gesunde Auge verbindet. Pupille nicht weiter als die andere, bei Tageslicht; aber im Dunkelzimmer sichtlich erweitert und ohne directe Reaction, bei deutlicher indirecter.

2./VI. 1881 ist die rechte Pupille weiter, als die linke; zeigt nur indirecte Reaction; rechter Sehnerv bleich. Das Auge sieht nichts.

18./X. 1890. Rechts Stockblindheit, nur indirecte Pupillenreaction, Sehnerv grünlich-weiss. So ist es noch heute.

Man muss sich hüten, die unbedeutenden Narben an der Eingangspforte zu übersehen; sonst diagnosticirt Einer später Erschütterung der Sehnerven, wo der erste Beobachter Sehnerven-Durchtrennung mit Sicherheit nachgewiesen. In der Literatur giebt es einen solchen Fall, wo ich $^1/_2$ Stunde nach dem Rappir-Stich noch die Wunde gesehen, während später kaum eine Spur davon übrig blieb.

3) Herr Fehr spricht über einen Fall von angeborener Katzenpupille. (Aus Herrn Geh.-Rat Hirschberg's Privat-Praxis.)

Die Pupille des linken Auges des 10 jährigen Jungen unterschied sich in nichts von der einer Katze. Bei geringem Lichteinfall war die Pupille von schräg ovaler Form, bei starker Beleuchtung wurde sie zu einem feinen eliptischen Spalt Dieser Missbildung liegen dieselben anatomischen Verhältnisse zu Grunde, wie sie bei der Katze normal sind: der Sphincter pupillae bildet keinen frei im Pupillarrand der Iris eingelagerten, in sich geschlossenen Ring, sondern es strahlen Fasern von ihm aus, die mit dem Ciliarrand in fester Verbindung sind und die sich um so bemerkbarer machen müssen, je mehr sich der Sphincter contrahirt. Die Pupille des rechten Auges ist ebenfalls verbildet, aber in anderer Weise. Sie stellt einen horizontalen, dreieckigen Spalt vor, der temporal den Ciliarrand erreicht. In der Literatur scheint die angeborene Katzen-Pupille des Menschen noch nicht beschrieben zu sein.

4) Herr Hamburger spricht über weitere Versuche mit in die hintere Augenkammer und in den vorderen Theil des Glaskörpers eingespritzter Fluoresceïn-Lösung.

5) Herr de Obarrio; Étude experimentale sur la cataracte traumatique.

Sitzung vom 23. März 1899.

1) Herr J. Hirschberg: Ueber Operation des sympathischen Weich-Stars. (Vgl. Centralbl. f. Augenh. 1899, S. 246.)

2) Herr Lehmann: Fall von angeborener Hornhauttrübung.

3) Herr Rau: Ueber Keratocele marginalis.

4) Herr Spiro: Fall von Ectropium uveae congenitum (Pigment-Schürze).

5) Herr de Obarrio: Demonstration eines Apparates zur Abhaltung der Wärme beim Ophthalmoskopiren.

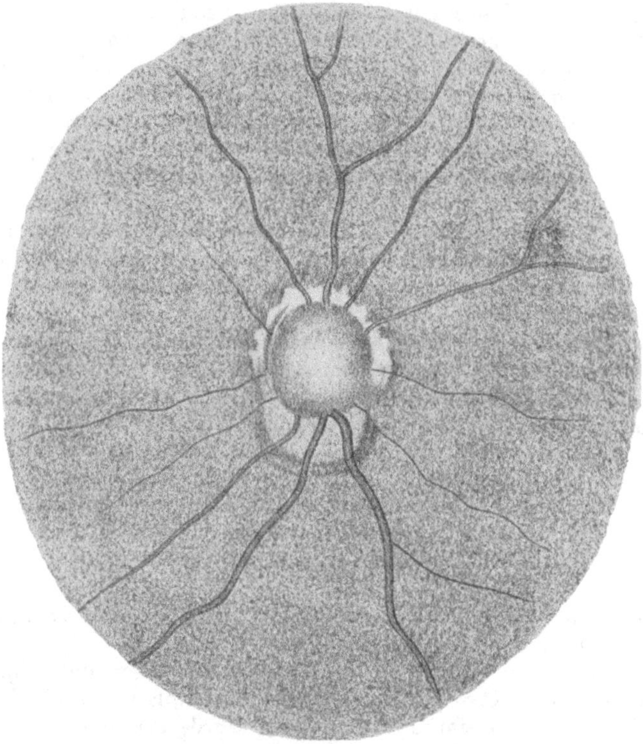

Fig. 5.

6) Herr Türk: Untersuchungen über die Entstehung des physiologischen Netzhaut-Venenpulses.

7) Herr Fehr: Vorstellung von Kranken und Demonstration von mikroskopischen Präparaten. (Aus Herrn Geh.-Rath Hirschberg's Augenklinik.)

a) Eigenthümliche Sehnervenaffection bei multipler Sklerose.

Der 42 jährige Patient wurde uns aus Prof. Mendel's Klinik mit der Diagnose multiple Sklerose zugeschickt. Das rechte Auge zeigt den bei dieser Krankheit gewöhnlichen Befund, nämlich Abblassung der temporalen Sehnervenhälfte. Auffallend nur ist eine leichte Excavation unten und aussen mit Abknickung der Gefässe.

Anders ist das Bild des linken Sehnerven: die unteren $^2/_3$ der Papille sind atrophisch, grünlich grau gefärbt und bis zum Rand stark excavirt. Die Gefässe erfahren demgemäss eine scharfe Abknickung. Im Grunde der Aushöhlung, die mehr als 1 mm tief ist, wird nichts von Gefässen sichtbar. Ein Kranz von atrophischer Aderhaut umrahmt diesen Theil der Sehnervenscheibe. Das obere Drittel der Papille hat seine normalröthliche Farbe bewahrt und liegt in der Ebene der Netzhaut. Der Augendruck ist ganz normal. (Siehe Fig. 5. U. B.)

Der Befund ist so frappant, dass an eine angeborene Missbildung gedacht werden könnte. Dagegen spricht, dass die Sehkraft, die früher vorzüglich gewesen ist, seit Herbst v. J., zu einer Zeit, wo sich auch die übrigen nervösen

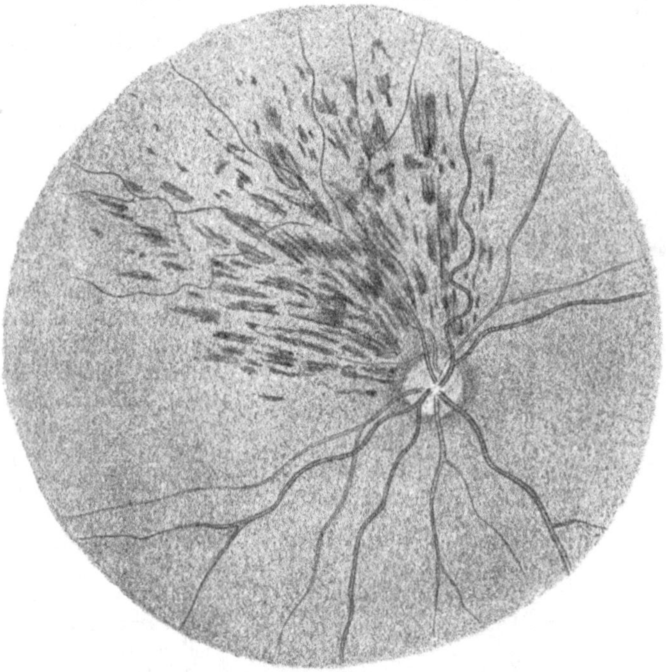

Fig. 6.

Störungen einstellten, beiderseits erheblich abgenommen hat. Rechts ist S = $^1/_5$, links = $^1/_3$. Noch dazu zeigt das linke Gesichtsfeld, entsprechend dem unte rn atrophischen Theile der Papille, einen Defect nach oben bis 30^0 vom Fixirpunkt, rechts ist das Gesichtsfeld normal.

b) Eine Mutter mit ihrem Kinde, von denen der Augengrund der ersteren Spuren von erworbener, der des letzteren von congenitaler Lues aufweist.

Die 36 jährige Mutter kam vor 8 Jahren mit hochgradiger Kurzsichtigkeit und ausgedehnten Veränderungen in der Chorioidea in Behandlung. Ausser centralen, atrophischen Herden und Pigmentirungen, wie sie für Chorioiditis myopica charakteristisch sind, finden sich in der Umgebung des Centrums, sowie der Papille kleine weisse Herde mit schwarzer Umrandung. Diese erschienen Herrn Geh.-Rath Hirschberg s. Z. für Lues suspect, und da die Frau damals einen Abort durchgemacht hatte und an akutem Haarausfall litt, wurde eine antisyphilitische Kur eingeleitet, die guten Erfolg hatte. Vor einigen Wochen bringt nun die Frau ihr 9 jähriges Kind wegen Sehschwäche; dieses zeigt Veränderungen in der Chorioidea, wie sie nur die congenitale Lues hervorbringt. Myopische Veränderungen des Augengrundes können Lues und Diabetes maskiren, wenn man nicht aufpasst.

c) Eine im Uebrigen ganz gesunde 49 jährige Frau, die das seltene Bild einer isolirten Thrombose der Vena tempor. super. darbietet. Die reichlichen streifenförmigen Blutungen beschränken sich auf den oberen und äusseren Quadranten des Augengrundes, in denen sich die Vene verliert. Die übrigen Gefässe zeigen ausser leichter Stauung ein normales Verhalten. (Fig. 6, A. B. d. r. A.)

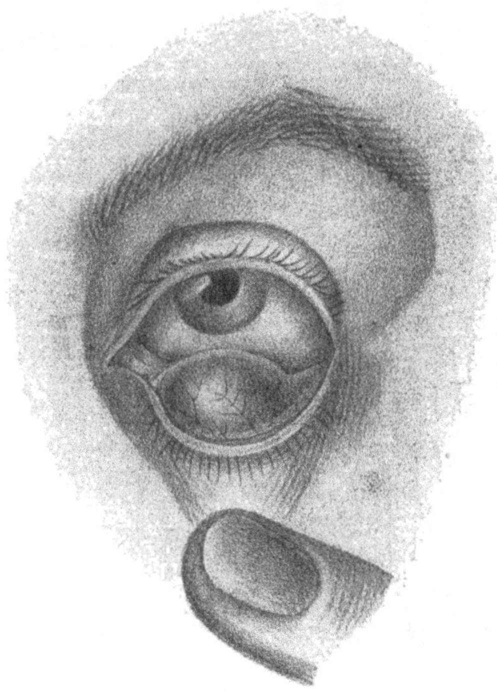

Fig. 7.

Die Sehstörung in Form einer Verschleierung war vor 14 Tagen ganz plötzlich aufgetreten. S = $^{5}/_{20}$. Gesichtsfeld wird normal angegeben. Nur wenige Fälle dieser Art sind vorher beschrieben, bezw. abgebildet.

d) Des Weiteren zeigt Vortr. die mikroskopischen Präparate von einer grossen Bindehaut-Cyste, von der Herr Geh.-Rath Hirschberg vor Kurzem einen 43 jährigen Herrn befreite. Sie hatte sich im 12. Lebensjahre nahe der unteren Umschlagsfalte des linken Auges entwickelt. Die Cyste war damals von einem andern Arzt für Cysticercus erklärt und angestochen worden, worauf sie zusammengefallen war, um sich aber bald wieder von neuem zu bilden. In letzter Zeit ist sie grösser geworden und belästigt den Träger ausserordentlich. Für gewöhnlich ist sie vom Unterlid, das stark vorgetrieben wird, verdeckt. Sobald man dies abzieht, kommt die grosse röthlichgelbe, durchscheinende Geschwulst zu Gesicht. Sie erstreckt sich fast vom vorderen Lidrand zum hinteren und von einem Augenwinkel zum andern und hat ihren Sitz im Bereich der Uebergangsfalte und der Conj. tarsi, schiebt sich aber auch noch unter die Conj. bulbi. Siehe Fig. 7.

Die Operation bestand in der Excision der vorderen Cystenwand. Mit dem scharfen Doppelhäkchen wird das laterale Ende der Wölbung gepackt und mit der Scheere ein schmales Band aus der Wand der Blase herausgeschnitten. Es entleert sich klare Flüssigkeit und ein gelbliches Flöckchen. Der Grund der Cyste wird mit dem scharfen Löffel ausgekratzt. Bei der mikroskopischen Untersuchung des Cysten-Inhalts finden sich einige Zellen und Detritus, sonst nichts Auffallendes.

Das herausgeschnittene Stück zeigt auf der einen Seite das äussere Schleimhaut-Epithel (*a* Fig. 8), das etwas verdünnt ist und viel Becherzellen enthält, auf der andern das die Cystenwand auskleidende Epithel (*b*). Es besteht aus einer Lage platter Zellen; stellenweise erscheint es mehrschichtig. Die Verdoppelung ist aber wohl nur durch Schrägschnitte vorgetäuscht. Die Masse zwischen diesen beiden Epithelschichten besteht aus lockerem Bindegewebe, das sehr reich ist an erweiterten Gefässen (*c*) und hier und da auch quergestreifte Muskelfasern aufweist. An mehreren Stellen in der

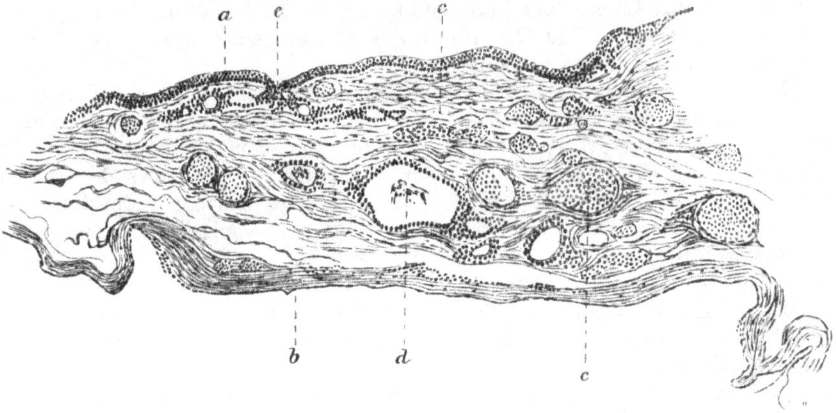

Fig. 8.

Nähe einer schlauchförmigen Drüse (*e*), bezw. eines Drüsenausführganges sieht man runde, mit einschichtigem kubischen Epithel ausgekleidete Hohlräume (*d*) die als die Vorstufen der grossen Cyste angesehen werden können. In einigen Schnitten lässt sich ein Zusammenhang dieser Räume mit der Schlauchdrüse vermuthen, da diese sich in ihrem Verlaufe mehrfach zu solchen andern Räumen erweitert. Demnach lässt sich, da man nur ein Stück aus der Wand der Cyste vor sich hat, nicht mit Sicherheit entscheiden, ob die grosse Cyste ihre Entstehung herleitet von einer Drüse, oder etwa von Epitheleinsenkungen, die später ein Lumen erhalten, wie es Vossius und Ginsberg für die Mehrzahl der Fälle annehmen.

Von Cysticercus-Theilen wird nichts gefunden.

Sitzung vom 20. April 1899.

1) Herr Fehr: Fall von Cataract bei einem 17 jährigen an schwerem Diabetes leidenden Mädchen.

2) Herr Neuschüler: Plastiques expérimentales des paupières. (Wird ausführlich veröffentlicht werden.)

3) Herr Rau: 42 Fälle von Iritis gummosa bezw. papulosa.

4) Herr J. Hirschberg demonstrirt eine handliche Form der Hartnack-schen Lupe.

5) Herr Appleby: Epibulbäres Dermoid. (Wird später im Centralbl. f. Augenh. veröffentlicht werden.)

Sitzung vom 25. Mai 1899.

1) Herr Fehr: Fall von echter Cyanosis bulbi (schiefergrauer Verfärbung des Weissen im Auge) bei angeborenem Herzfehler.

2) Herr F. Mendel: Demonstration anatomischer Präparate von einem Fall von Lues cerebri mit Stauungspapille.

Die 44 jährige Patientin wurde am 2. Februar 1899 bewusstlos in das Krankenhaus im Friedrichshain eingeliefert und auf den dem Vortr. damals unterstellten Pavillon gelegt. Anamnestisch ergab sich später, dass die Patientin im 20. Lebensjahre Lues gehabt hatte und in der Charité damals mit Einspritzungen behandelt worden war. In der letzten Zeit klagte sie häufig über rechtsseitige Kopfschmerzen und Schwindelanfälle.

Bei der vorgenommenen Untersuchung zeigte sich der ganze Körper mit in Heilung begriffenen Geschwüren und Narben bedeckt. Der harte Gaumen hatte einen hühnereigrossen Defect, den die Patientin stets mit Watte austamponirte, um besser essen zu können. An der rechten Seite des Zungengrundes war ein grosses, fast vernarbtes Geschwür sichtbar. Epiglottis war verdickt. Tibia auf Druck schmerzhaft. Ophthalmoskopisch ergab sich beiderseits hochgradige Stauungspapille mit Blutungen. Die Sehschärfe war auf die Hälfte der Norm herabgesetzt. G. F. concentrisch eingeengt.

Die Diagnose wurde auf ein rechtsseitiges Gumma cerebri gestellt.

Die eingeleitete Schmierkur blieb ohne Erfolg, am 19. März trat der Exitus letalis ein.

Die Autopsie bestätigte die klinische Diagnose. Das Gumma lag unter dem rechten Musculus temporalis und drang sowohl durch den Muskel als auch durch den Knochen hindurch bis in die Dura mater, diese selbst noch ganz durchsetzend und mit dem Gehirn verwachsen.

Die makroskopische Untersuchung des Augapfels zeigte aufs deutlichste den schon oft beschriebenen Hydrops vaginae nervi optici und die Schwellung der Papille. Specifische Aderhautherde waren nicht vorhanden.

Dass die Prognose der Stauungspapille bei Lues cerebri jedoch nicht stets eine so ungünstige ist wie in dem demonstirten Falle, dafür sprechen die Ausführungen Uhthoff's in seinem Werke: „Ueber die bei der Syphilis des Centralnervensystems vorkommenden Augenstörungen.“ Nach seiner Erfahrung können die Stauungspapillen bei Hirnsyphilis zurückgehen ohne wesentliche Veränderungen zu hinterlassen; in seltenen Fällen kann es auch bei Hirnsyphilis zu einem Recidiv der Stauungspapille kommen.

Unter den zahlreichen Fällen von Stauungspapillen, die Vortr. in den Krankengeschichten der Hirschberg'schen Augenklinik fand, waren es 8, bei denen acquirirte Lues sicher nachgewiesen werden konnte. 2 dieser Fälle wurden nur kurze Zeit beobachtet, während die übrigen 6, bei denen die Stauungspapille eine Höhe bis zu 2 mm erreicht hatte, Jahre hindurch in Behandlung waren und vollständig zur Norm zurückkehrten. Dass diese selbst stark entwickelten Stauungspapillen dauernd in Heilung übergingen, ohne ophthalmoskopisch oder functionell erkennbare Veränderungen zurückzulassen, erklärt sich wohl daraus, dass bei keinem der Patienten anhaltende Sehstörung oder G. F.-Beschränkung bestanden hatte.

Die Veröffentlichung des obigen Falles geschah mit Erlaubnis der Herren Professoren Fürbringer und Hansemann.

3) Herr Levinsohn: Demonstration einer Scheere für Nach-Star-Operationen. (Im Centralbl. f. Augenh. 1899. S. 207 veröffentlicht.)

4) Herr Neuschüler: Ein Perimeter für Dunkelzimmer.

Meine Herren! Es ist nicht meine Absicht, Ihnen hier die Wichtigkeit, welche die Untersuchung des Gesichtsfeldes in der Augenheilkunde bildet, zurückzurufen. Alle diejenigen, welche einige Erfahrung haben, wissen, dass die aufmerksame Untersuchung des Gesichtsfeldes manchmal die Diagnose bestimmt. Wenn man nun ein Mittel gefunden hat, wodurch die sorgfältige Untersuchung des Gesichtsfeldes erleichtert wird, so glaube ich, dass dies ein nicht ganz unnützes Werk ist. Es giebt aber noch ein Argument, welches, wie mir scheint, mehr als alle anderen von den Beobachtern zu oft vergessen worden ist, nämlich die Aufmerksamkeit. Mehrere Verfasser der verschiedensten Länder, besonders aber Herr Prof. S. de Sanctis von Rom, haben in ihren Arbeiten hervorgehoben, welche wichtige Rolle die Aufmerksamkeit bei der Untersuchung des Gesichtsfeldes spielt.

Diese Betrachtungen haben mich darauf gebracht, einen Perimeter construiren zu lassen, welcher, wie ich denke, allen Anforderungen an eine gründliche Untersuchung des Gesichtsfeldes entspricht

Da sich die Untersuchung mit meinem Perimeter im Dunkelzimmer vollzieht, wird der Patient durch keinerlei Umstände zerstreut, da jeder Grund hierzu vermieden wird.

Die Beschreibung des Perimeters ist in wenigen Worten gegeben. — Es gleicht einem Perimeter von Förster mit Schnurbewegung, an welchem zwei elektrische Glühlämpchen angebracht sind; eine an den Fixationspunkt, die andere beweglich auf dem Bogen, und welche dazu dient, das Gesichtsfeld zu bestimmen. Diese letzte Lampe ist in der Weise gemacht, dass der Beobachter nach Belieben weisses, rothes, grünes, blaus Licht etc. haben kann und ebenso das Gesichtsfeld für die Farben bestimmen kann.

Wie ich keine Uebertreibungen liebe, möchte ich auch nicht, dass Sie, meine Herren, annehmen, ich glaube, man könne nur unter den Bedingungen der Dunkelheit ein genaues Gesichtsfeld haben; ich habe mein Perimeter so herstellen lassen, dass man es sehr leicht und schnell in ein gewöhnliches umwandeln kann, wie Sie sehen, und nur in speciellen Fällen die Einrichtung für das Dunkelzimmer anzuwenden braucht, zum Beispiel um die Diagnose von nervösen Krankheiten, Krankheiten des Sehnerven sowie von gewissen Formen des Glaucoms, oder um genau einige Scotome zu bestimmen u. s. w.

In der Mehrzahl der Fälle wird man sich natürlich meines Perimeters wie des gewöhnlichen bedienen.

Nichtsdestoweniger denke ich, dass die von mir getroffene Abänderung sich als nützlich erweisen wird, und würde es mich glücklich machen, wenn ich, meine Herren, Ihre Billigung in diesem Punkte erhielte.

5) Herr Fehr: Präparat von Aderhaut-Sarkom.

6) Herr Rau: 4 Fälle von Atrophie des Sehnerven bei Thurmschädel.

7) Herr J. Hirschberg: Praktische Mittheilungen. a) Zur Trichiasis-Operation. (Centralbl. f. Augenh. 1899, S. 263.)

b) Verletzung durch explodirte Dynamitpatrone.

Ueber eine seltene Augen-Verletzung möchte ich kurz berichten, zugleich im Namen des Herrn Collegen Kramer in Cottbus, welcher vor mir die Unfall-Folgen beobachtet hatte.

Am 17. April 1899 kamen von auswärts zur Aufnahme zwei kleine Mädchen, von 7 bezw. 9 Jahren, Schwestern, welchen gleichzeitig im October 1898 beide Augen verletzt worden waren, als sie unglücklicher Weise zusahen, wie ein Knabe leichtsinnig eine zufällig gefundene kleine Dynamit-Patrone. die als Zünder dient, aufschlug.

Die 7 jähr. L. M. hatte nie Schmerz. auch heute nicht. Im Gesicht, an der Nase, oberhalb und unterhalb der Augen sieht man zahlreiche kleine Narben, die Ueberbleibsel von Abscesschen, aus denen ganz kleine Kupfersplitterchen herauskgekommen sind. Am rechten Arm besteht noch ein derartiges Abscesschen. Da bei beiden Schwestern aus all' den zahlreichen Haut-Verletzungen ausnahmslos Kupfersplitterchen heraus-eiterten, so hat man wohl Grund zu der Annahme, dass auch die Fremdkörper, welche in die Augen eingedrungen sind, nichts andres als Kupfersplitterchen darstellen.

Das rechte Auge ist blind, bis auf Lichtschein, das linke hat volle Sehschärfe. Gesichtsfeldprüfung ist undurchführbar. Das rechte Auge erscheint reizlos, dabei leicht geschrumpft, was einerseits fühlbar, andererseits an der Abflachung der Narbengegend sichtbar ist. Einzelne Venen auf der Lederhaut sind stärker entwickelt. Die Hornhaut klar; die Regenbogenhaut, ursprünglich blau, leicht grünlich verfärbt. Die Pupille, unter Atropin, mittelweit und mit drei vorspringenden Zacken versehen (s. Fig. 9). Eine kleine Narbe sitzt in der Lederhaut, dicht an dem Schläfenrande der Hornhaut, dicht dahinter ein kleines Loch in der Peripherie der Regenbogenhaut. Gelblicher Glanz dringt aus dem Schläfentheil der Pupille hervor.

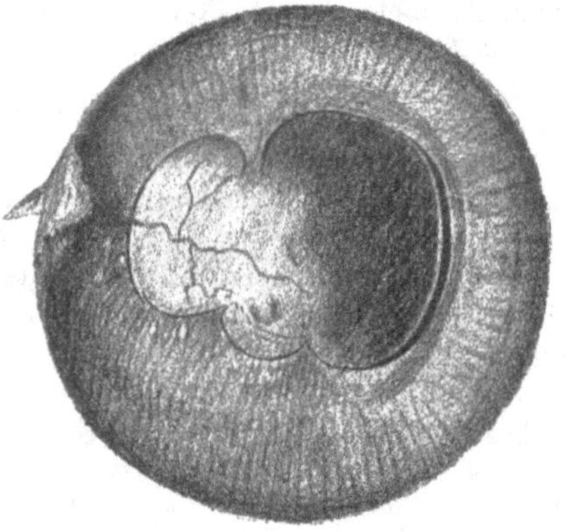

Fig. 9.

Bei seitlicher Beleuchtung und Lupen-Vergrösserung sieht man das Folgende:

1. Die Hornhaut ist frei von Punkten. Die Iris ist schläfenwärts vorgewölbt, butterglockenförmig, und zeigt sowohl in der Nähe des Iris-Loches als auch der hinteren Synechien eine Reihe von durchscheinenden Stellen, welche in der Figur deutlich hervortreten. 3. Die Linse ist verschoben, ihr nasenwärts gerichteter Rand wird in der Pupille, nahe dem Nasen-Rande der letzteren, deutlich sichtbar. 4. Die Bindegewebsbildung im Glaskörper erstreckt sich vom Schläfentheil der Iris, unter allmählicher Verdünnung, bis nahe zum Nasen-Rand der Linse und enthält breitere, wagerecht verlaufende Blutgefässe. 5. Hinter dem Irisloche in der Tiefe sitzt ein schwarzer (Fremd-?) Körper. Bei der Durchleuchtung erscheint die nasale Hälfte der Pupille roth, darin wird der dunkle Kreis-Streif des Linsenrandes sichtbar; schläfenwärts sieht man so die helle Bildung im Glaskörper mit ihren Blutgefässen noch genauer.

Im umgekehrten Bilde (mit + 2″) ist vom Augengrund wenig zu sehen, nämlich ein heller Fleck in der Gegend des Sehnerven-Eintritts und oben der rothe Reflex, mit spurweiser Andeutung einiger Netzhautgefässe.

Das linke, sehkräftige Auge ist äusserlich vollkommen normal. Lupen-Betrachtung bei seitlicher Beleuchtung zeigt keine Veränderung, namentlich keine Punkte in der Hornhaut. Bei der Durchleuchtung ist der Glaskörper frei, auch mit + 2″ hinter dem Spiegel. Das umgekehrte Bild (mit + 2″) zeigt drei erhebliche Veränderungen. (S. Fig. 10.)

1. Dunkel grauröthliche, pilzförmige Stauungspapille mit Schlängelung und Erweiterung der Venen sowie mit unregelmässiger Gestaltung des Sehnerven-Randes, der namentlich nach aussen-unten (u. B.) einen Fortsatz entsendet.

2. Dicht neben diesem Fortsatze sitzt in der Netzhaut ein bläulich eingekapselter Fremdkörper, der in den Glaskörper vorragt. Die Hervorragung des Sehnerven misst 1 mm, die des Fremdkörpers noch mehr.

3. In der äussersten Peripherie nach innen oben (u. B.) ist der Augengrund verfärbt und enthält zahlreiche feinste dunkle Perlen in reihenförmiger Anordnung. Netzhaut-Ablösung ist nicht nachweisbar.

Stauungspapille in Folge von durchbohrender Verletzung, z. B. Messerstich, habe ich schon vor einigen 20 Jahren anatomisch beobachtet. Selten hat man

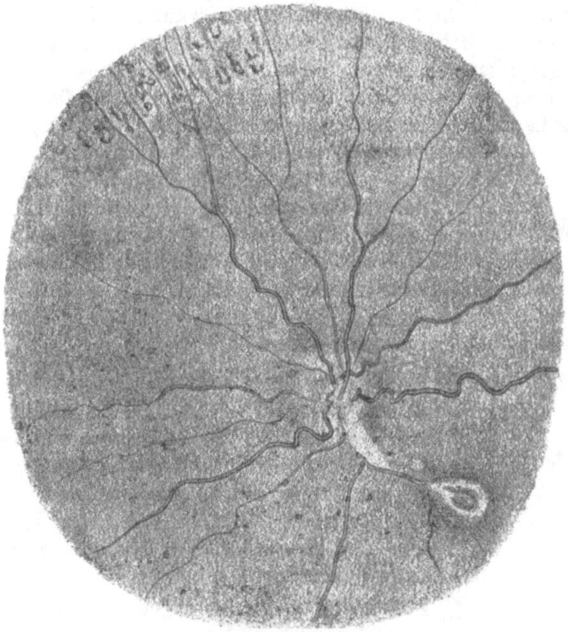

Fig. 10.

Gelegenheit, dieselbe Veränderung mit dem Augenspiegel am lebenden Auge zu sehen, z. B. nach Lederhautschnitt zur Entbindung des Cysticercus aus dem Glaskörper. In unserm Fall sehen wir die Stauungspapille bedingt durch die chemische Wirkung des in der Nähe fest eingepflanzten Kupfer-Splitterchens.

In praktischer Hinsicht konnte ich mich nicht zu einem Eingriffe entschliessen. Das rechte Auge zu entfernen liegt kein Grund vor. Gefahr sympathischer Entzündung besteht nicht. Das linke, sehkräftige und reizlose Auge aufzuschneiden, um nach dem winzigen Splitter dicht bei dem Sehnerven zu suchen, ist unerlaubt.

Natürlich können die Verhältnisse später sich ändern und doch eine Operation erheischen.

II. Die 9 jähr. E. M. erkennt mit dem rechten Auge die Zahl der Finger auf 3 Fuss; das linke hat S = $^5/_{20}$, Sn $1^1/_2$ in 5″, Gesichtsfeld normal.

Auch sie hat oberhalb wie unterhalb des rechten Auges, in Stirn und Wange kleine Hautnarben, aus denen Kupfersplitterchen herausgekommen sind, ebenso auch am Hals und am rechten Arm.

Das rechte Auge ist nicht geschrumpft und von normaler Spannung. Hornhaut klar, Iris leicht grünlich verfärbt, Pupille durch Atropin vollständig erweitert und rund. Beim Blick des Auges nach unten erscheint uns grünlichgelber Reflex aus der Tiefe, von einer Gewebsbildung, die ein wenig beweglich ist.

Bei Lupen-Betrachtung sieht man die jetzt mehr weissliche, bewegliche Masse etwas deutlicher. Hornhaut frei von Punkten. Bei der Durchleuchtung erscheint die Pupille in zwei Theile getheilt; der laterale ist trübe, schattend allenfalls bläulich oder grünlich; der mediale ist röthlich, von dunklen Fasern durchzogen, die in ihn von der Schläfenseite her hineinstrahlen. Im umgekehrten Bilde sieht man einen bläulich eingekapselten Fremdkörper dicht unterhalb des hier undeutlich begrenzten Sehnerven. Von dem Fremdkörper ziehen Fasern nach vorn, welche wohl in diejenigen übergehen, die im Pupillargebiet erscheinen. Auf der Lederhaut sieht man aussen oben eine dunkele rundliche Stelle, die kleiner ist als ein Stecknadelkopf und die Einbruchsnarbe des Fremdkörpers darstellt. Das linke Auge ist völlig gesund. — Auch hier scheint mir ein operativer Eingriff zur Zeit unerlaubt. Gefahr der sympathischen Entzündung liegt nicht vor. Man kann also ein Auge nicht opfern, welches noch einen Rest von Sehkraft besitzt. Das Auge ist auch völlig reizlos, deshalb ist es nicht erlaubt, nach dem winzigen Fremdkörper, der dicht beim Sehnerven festhaftet, zu suchen. Natürlich ist es auch hier möglich, dass später Veränderungen eintreten, welche eine Operation motiviren.

c) Ueber Linsen-Verschiebung (Fig. 11).

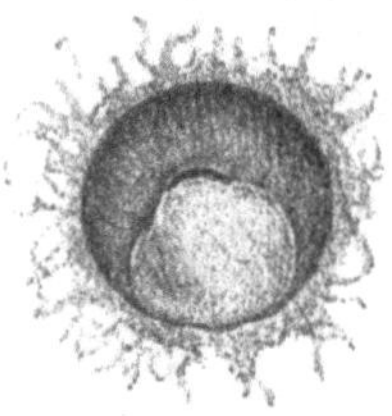

Fig. 11.

Ein 23jähriger Arbeiter H. K. gelangte am 13. Mai 1899 zur Aufnahme. Vor 15 Jahren war sein linkes Auge von einem Steinwurfe getroffen und darnach erblindet. Die Pupille des Auges wurde bald gelblich. Aber erst vor 8 Tagen hatte er Drücken im Auge verspürt und vor 5 Tagen die eigenthümliche Veränderung im Aussehen des Auges bemerkt.

Das linke Auge ist blind, gereizt, geröthet, vorn weich in der Strahlenkörpergegend, hinten unnachgiebig durch Verknöcherung der Aderhaut. Hornhaut klar. In der Vorderkammer nach unten liegt die geschrumpfte gelbe Linse zwischen Hornhaut und Regenbogenhaut ziemlich fest, aber doch nicht ganz unbeweglich bei ruckweiser Bewegung des Kopfes. Sie deckt die Pupille bis auf eine schmale obere Sichel. Die leicht schlotternde Iris ist nach hinten zurückgedrängt. Bei seitlicher Beleuchtung erkennt man grauliche Trübung im Glaskörper.

Es ist ja möglich, durch Physostogmin-Einträufelung die Pupille zu verengern, die Linse in der Vorderkammer einzusperren und dann aus oberem Hornhaut-Lappenschnitt mit der Schlinge den Star auszuziehen. Aber da im vorliegenden Falle Sehkraft nicht zu gewinnen, schien mir die Sache zu bedenklich wegen der Entartung des Augapfels und der Individualität des Kranken. Ich zog es vor, ihm durch die Ausschälung des entarteten Augapfels von seinen Schmerzen zu befreien und für die Zukunft sicher zu stellen.

Ich benutze die Gelegenheit, Ihnen aus meiner Sammlung einige ältere Präparate von Verschiebung der Linse in die Vorderkammer vorzuzeigen.

Im Jahre 1874 habe ich in meinen Klin. Beob. (S. 41, Fig. 6) einen dem eben beschriebenen ganz ähnlichen Fall mitgetheilt: hier war der Vorfall der getrübten Linse erst 25 Jahre nach der Verletzung des Auges aufgetreten.

Im Jahre 1876 habe ich (im Arch. f. O. XXII. I) einen Fall von spontaner Verschiebung der Linse in die Vorderkammer, als Folge von höchstgradiger Kurzsichtigkeit, klinisch und anatomisch beschrieben.

Im Jahre 1884 habe ich, zusammen mit Birnbacher (im Centralbl. f. pr. Augenh., S. 321), einen Fall von Kalk-Star, der in die Vorderkammer vorgefallen, beschrieben, wo durch Ausschälung des Augapfels die Kranke von 20 jährigem Leiden befreit worden.

Endlich zeige ich Ihnen noch ein Präparat des Herrn Collegen Kamocki aus Warschau, betr. die in die Vorderkammer eingekeilte durchsichtige Linse eines stark kurzsichtigen Augapfels.

Langbau des Augapfels und Verletzung sind die beiden Ursachen der erworbenen Verschiebung der Linse in die Vorderkammer.

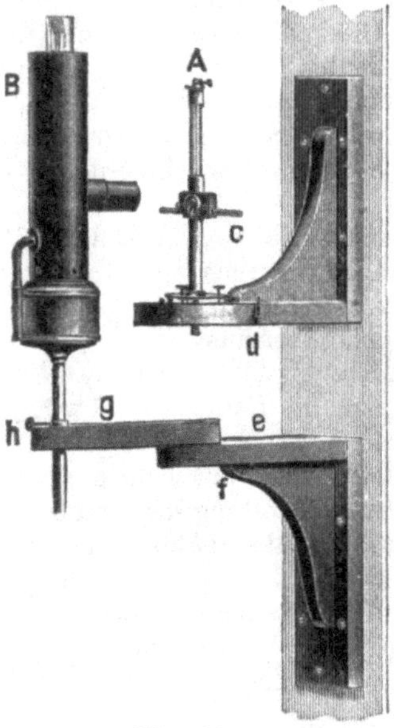

Fig. 12.

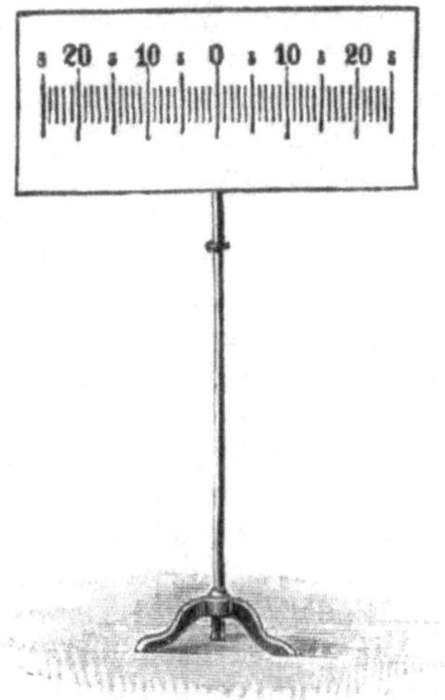

Fig. 13.

d) Vereinfachtes Sideroskop (Fig. 12 u. 13).

Der Gedanke, die Schwingung einer aufgehängten Magnet-Nadel zum Nachweis des ins Auge eingedrungenen Eisensplitterchens zu benutzen, ist so selbstverständlich, dass, nachdem ich (1879) meinen ersten gelungenen Fall von Ausziehung eines Eisensplitters aus dem Glaskörper mit Hilfe des Elektromagneten kundgegeben, sofort (1880) mehrere Fachgenossen (mein Schüler Ruter, Pooley in New York) an die Herstellung eines derartigen Werkzeuges gingen. Aber die Magnet-Nadel blieb doch zunächst noch eine unsichere Wünschelruthe, selbst als L. Gérard (1890) seine Verbesserung (durch den Gauss-Poggendorff'schen Spiegel) veröffentlichte. Ich habe das Werkzeug von Gérard aus Brüssel bezogen und Jahre lang benutzt, aber nicht zuverlässig befunden. 1894 hat

Asmus einen von Edelmann hergestellten Apparat in Anwendung gezogen, in welchem die Nadel, in einem Glaskasten aufgehängt, mit Spiegel versehen ist und die Ablenkung mit einem kleinen Fernrohre beobachtet wird.

Diesen Apparat habe ich nach reichlicher Erprobung durchaus bewährt gefunden, namentlich wenn man die überflüssigen Beigaben fortlässt und die Einrichtung fest aufgestellt hat.

Aber verschiedene Fachgenossen finden dieses Sideroskop zu schwierig, dabei auch theuer und nicht rasch zu beschaffen. Deshalb hat ein hiesiger Mechaniker, Herr Färber, unternommen, ein neues und einfacheres zu bauen, das leichter zu handhaben ist, und dabei meinen Rath in Anspruch genommen. Ich legte besonderen Werth auf eine kräftige Magnet-Nadel, da der Hauptfehler von Gérard's Werkzeug in der Schwäche der Nadeln bestand.

Die Beobachtung geschieht ohne Fernrohr, vom freien Auge, da das Schatten-Bild der Skala vergrössert auf einen Schirm geworfen wird.

Die Beleuchtung ist tadellos und sofort herzustellen. Die Feinheit des Instrumentes ist überraschend. Dabei ist die Schwingung des Magneten sehr gedämpft, so dass er sehr rasch in die Ruhelage zurückkehrt.

Ein Unterschied besteht gegenüber dem Sideroskop von Asmus: der Ausschlag ist viel geringer, 2—3 Theilstriche bedeuten hier schon die Anwesenheit des Eisens, 5 den maximalen Ausschlag. Das muss man berücksichtigen. Aber bei der Grösse des Bildes ist $^1/_2$ Theilstrich schon ganz sicher wahrzunehmen.

Das auf meine Veranlassung construirte vereinfachte Sideroskop besteht aus den folgenden Haupttheilen:

1. Aus dem Ständer *A* mit der an einem Seidenfaden aufgehängten Magnetnadel *c*, welche mit einem kleinen Reflexspiegel versehen ist. Das Nord- und Südende der Magnetnadel ist durch Glasröhren vor Luftzug etc. geschützt. Das Nordende ist durch eine eingedrehte Rille gekennzeichnet.

Der Ständer *A* muss durch Drehung um sich selbst und durch die drei Stellschrauben derartig aufgestellt werden, dass die Nadel frei schwingt (nicht an den Glasröhren anliegt) und das Nordende nach Norden zeigt.

2. Aus der Petroleumlampe *B*, welche bei *h* hoch und niedrig stellbar und drehbar ist. Bei *F* ist der Arm *g* ebenfalls zur Einstellung der Lampe drehbar.

Die Lampe *B* muss so eingestellt werden, dass dieselbe den kleinen Spiegel der Magnetnadel beleuchtet und der Reflex an der Lampe vorbei auf den etwa 2 bis 2,5 m vom Apparat entfernt aufgestellten Schirm geworfen wird. Es muss dieserhalb die mit Arm *g* je nach Bedarf um Axe *f* gedreht werden. (Fig. 12.)

3. Aus einem Schirm mit Theilung und Ständer. Der Schirm ist hoch und niedrig stellbar. (Fig. 13.)

Angefertigt wird das vereinfachte Sideroskop von Dörffel und Färber, Berlin, Friedrich-Str. 105 a.

Sitzung vom 22. Juni 1899.

1) Herr J. Hirschberg stellt einen in Ostpreussen operirten Fall von Trachom vor, bei dem in Folge von Entfernung der Uebergangsfalten Vertrocknung der Hornhaut eingetreten ist.

2) Herr F. Mendel spricht über einige epibulbäre Geschwülste.

3) Herr Mühsam: Ueber Taubheit der Star-Operirten. (Bereits in der Deutschen med. Wochenschrift veröffentlicht. Vgl. Centralbl. f. Augenh. 1899, S. 422.)

4) Herr Fehr zeigt die anatomischen Präparate von 3 Fällen von Eisen-

verletzung aus Geh. Rath Hirschberg's Augenheilanstalt, in denen wegen Grösse und Verunreinigung des Splitters der glücklichen Extraction die Enucleation nachgeschickt werden musste.

Der erste Bulbus stammt von einem 16jährigen Radfahrer, den die Verletzung auf offener Strasse traf, als er an einer Gruppe von Strassenbahnschienen-Arbeitern rasch vorüberfuhr. Man fand das Auge breit aufgeschlagen. Aus der klaffenden Hornhautwunde ragte ein Eisenstück hervor. Bei der Annäherung an den grossen Magneten kam der Splitter mit grösserer Schnelligkeit, als gewünscht, hervor. Der kleine Magnet hätte ihn ebenso sicher, aber sanfter geholt. Er wog 802 mgr, war also absolut übergross. Am 5. Tage nach der Operation wurde wegen eitriger Infiltration des ganzen Wundkanals und dem für Glaskörperabscess charakteristischen weissen Reflex die Enucleation nöthig.

Der ganze Glaskörper ist in eine nasenschleimartige Masse umgewandelt und umschliesst einen grossen, weissgelben Abscess, der mit der Hornhautwunde in Verbindung steht.

Der 2. Augapfel gehörte einem 20jährigen Schlosser, der erst 20 Stunden nach der Verletzung in die Anstalt kam. Das Auge trug eine 4 mm lange, horizontal verlaufende Wunde in der Ciliarkörpergegend, die in die Hornhaut hineinreichte. S = $^1/_\infty$. Das Sideroskop gab überall maximalen Ausschlag. Nach Lüftung der Wunde wurde der kleine Magnet eingeführt. Der Splitter haftete sofort, konnte aber erst nach Erweiterung der Wunde extrahirt werden. Er hatte ein Gewicht von 295 mgr. Am 12. Tage Enucleation wegen Glaskörperabscess. Auch in diesem Falle findet man den Glaskörper nasenschleimartig verändert. Von der Stelle der Eingangspforte, die durch Hornhaut und Sklera und Iris und Ciliarkörper zu verfolgen ist, zieht ein dicker Strang von eitrigen und blutigen Zügen quer durch das Augeninnere bis zur hinteren Bulbuswand und bezeichnet den Weg, den der Fremdkörper genommen. Dickes, blutiges Exsudat haftet an der Prallstelle der Netzhaut.

Der 3. Fall betraf einen 21jährigen Schlosser, der 4 Tage nach der Verletzung mit beginnender Sepsis zur Operation kam. Auswärts waren bereits 2 vergebliche intraoculäre Magnet-Operationen gemacht. Aussen oben in der Hornhaut war die Eingangspforte, aussen unten zeigte die Magnetnadel durch maximalen Ausschlag den Sitz des Splitters an. Hierhin wurde, nachdem ein Versuch mit dem grossen Magneten erfolglos geblieben war, der krumme Ansatz des Hirschberg'schen Magneten gelenkt. Sofort wurde ein Klick hörbar und der Splitter war heraus. Er wog 12 mgr. Allmählich gelang es der Nachbehandlung, die Sepsis zu sistiren und die Chemosis zum Verschwinden zu bringen, jedoch wurde man am 26. Tage nach der Extraction durch das Auftreten von Flimmern auf dem gesunden Auge zur Entfernung des Augapfels gezwungen. Das 2. Auge ist gesund geblieben.

Auch hier ist der Weg, den der Splitter genommen hat, deutlich gezeichnet. Von der Eingangspforte zieht ein eitriger Faden durch Iris und Linse nach hinten und unten. Er führt auf eine gelbe, dicke Masse, die dicht hinter der Linse auf dem unteren Ciliarkörper ruht. Hier hatte der Fremkörper gesessen. Der Ciliarkörper ist an dieser Stelle durch festgeronnenes Exsudat abgedrängt. Die Linse, die sonst im Formol ganz hart wird, zeigt eine ausserordentlich weiche Consistenz.

5) Herr Rau: 31 Fälle von Cataract bei excessiver Myopie, operirt von Geh. Rath Hirschberg. (Bereits in der Berl. klin. Wochenschr. veröffentlicht. Vgl. Centralbl. f. Augenh. 1899, S. 398.)

Sitzung vom 20. Juli 1899.

1) Herr Fehr stellt einen jungen Mann vor mit einer eigenthümlichen, fleckweisen Verfärbung der Sklera des linken Auges. Um die Hornhaut herum besteht ein breiter, unregelmässig begrenzter, bläulich-violetter Kranz, der ein zelne bräunliche Flecke umschliesst. Die Iris dieses Auges ist tief dunkelbraun während die des andern eine graublaue Farbe hat. Der Hintergrund hat das Aussehen eines Neger-Augenhintergrundes. Die Function ist ganz normal. Es ist dieses der seltene Zustand der Melanosis bulbi, wie ihn Hirschberg zuerst unter diesem Namen im Jahre 1883 beschrieben hat. Es handelt sich um eine angeborene Pigment-Anomalie, die stets einseitig ist; im Gegensatz zu Cyanosis bulbi, die doppelseitig bei angeborenem Herzfehler beobachtet wird, wobei nicht nur die Haut, sondern auch die Sklera cyanotisch aussieht.

2) Herr F. Mendel: Krankenvorstellung.

3) Herr Mühsam: Hypopyon-Keratitis.

4) Herr F. Mendel: Sehnerven-Verletzung.

5) Herr J. Hirschberg: Zur Anatomie uud Therapie des Trachoms. (4. u. 5. bereits in der Berl. klin. Wochenschr. veröffentlicht.)

Sitzung vom 2. November 1899.

1) Herr Jacobsohn: Bemerkungen über die Wirkung des Nebennieren-Präparates Atrabilin.

2) Herr Fehr: Krankenvorstellung.

I. Schuss-Verletzung.

Ein junges Mädchen hatte vor 6 Wochen in der Provinz vor einer Schiessbude durch die Unvorsichtigkeit einer Freundin eine Schussverletzung erlitten. Die Kugel war am äusseren Lidwinkel des rechten Auges eingedrungen. Die Sehkraft war sofort erheblich gesunken und besserte sich nicht, obwohl dem Auge äusserlich bald nichts mehr anzusehen war. Vor einigen Tagen suchte sie Herrn Geh. Rath Hirschberg's Augenheilanstalt auf.

Man fand am äusseren Lidwinkel narbige Verwachsungen der Bindehaut und konnte, wenn man mit dem Finger in die Tiefe ging, einen harten Körper fühlen, der für die Kugel angesprochen wurde. Das Röntgen-Bild bestätigte diese Annahme. An der Innenwand der Orbita, nahe dem äusseren Orbitalrand sass die plattgedrückte, grosse Bleikugel. Die Sehkraft des verletzten Auges betrug $^1/_{10}$, das Gesichtsfeld zeigte nasal eine Einschränkung bis auf 15^0.

Ophthalmoskopisch fand sich vom Centrum bis zur Peripherie ziehend ein eigenthümlich gestalteter, strangförmiger Herd. (Fig. 14.)

Er beginnt breit und vielfach gezackt etwas nach aussen von der Netzhautmitte, verjüngt sich sodann zu einem schmalen Zuge, um sich in der Peripherie wieder bedeutend zu verbreitern. Seine Grundfarbe ist gelbröthlich, er ist bestreut mit Pigmentflecken und umrandet von einem schwarzen Saum. Auf ihm lagert bläuliches Bindegewebe. Ein Blutstreif zieht oberhalb des dünnen Mitteltheiles, eine massige Blutung ist in der äussersten Peripherie sichtbar.

An der centralen Grenze ziehen nach oben und unten feine Ausläufer, über welche die Netzhaut-Gefässe hinweglaufen; im Uebrigen finden sich nur in dem peripheren Theile des Herdes Gefässe, die von vornher zu kommen scheinen.

Die Lage der Veränderung entspricht dem Sitze der Kugel und ihre Ausdehnung der Wirkung des Streifschusses. Sie ist somit aufzufassen als eine

Zerreissung der inneren Augenhäute durch die directe Gewalt der streifenden Kugel. (April 1905 ziemlich derselbe Zustand.)

II. Ein Fall von angeborenem Colobom des Sehnerven bei einem 46jähr. Manne. Derselbe kam wegen asthenopischer Beschwerden in Geh. Rath Hirschberg's Augenheilanstalt. Man findet im rechten Auge, das hypermetropischen Astigmatismus, aber mit Correction normale Sehkraft und normales

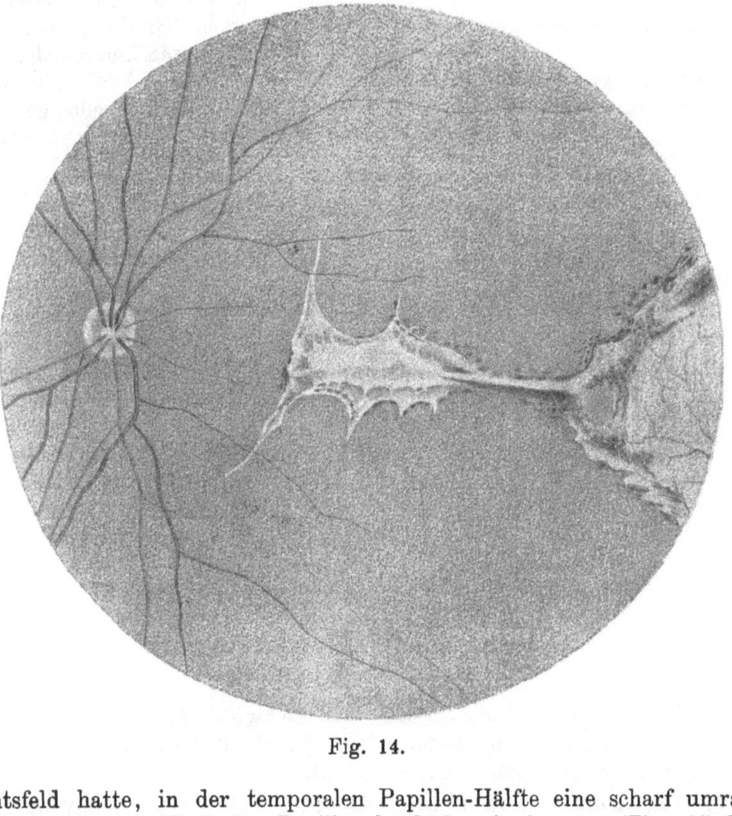

Fig. 14.

Gesichtsfeld hatte, in der temporalen Papillen-Hälfte eine scharf umrandete Grube, die den 4. Theil der Papillenoberfläche einnimmt. (Fig. 15 S. 50.)

Ophthalmoskopisch misst man eine Tiefe von ca. 2 mm. Der Grund ist grünlich-weiss. Temporal tritt ein feines Gefäss über den Rand der Aushöhlung, um in der Tiefe zu verschwinden; sonst wird diese Stelle von allen Gefässen vermieden. Die oberen Venen entspringen, breit von einander getrennt, nahe dem oberen Papillenrande, die übrigen Gefässe dagegen in der Mitte der flachen physiologischen Excavation. An den temporalen Sehnervenrand schliesst sich eine atrophische Sichel.

Ein ganz analoger Fall wurde im Jahre 1884 von Remak aus Prof. Hirschberg's Anstalt veröffentlicht und ebenso gedeutet.[1]

Wie in vorliegendem, war in jenem Falle die Aushöhlung seitlich gelegen. Dem Einwand, dass die Colobome stets unten liegen, begegnet R. damit, dass

[1] Ein Fall von Colobom des Sehnerven von Dr. Remak. Centralbl. f. prakt. Augenh. 1884. August.

eine ungleichmässige Entwicklung von Sehnervenfasern an der einen oder andern Seite des fötalen Spaltes, sowie eine Drehung des fötalen Bulubus möglich ist.

III. Mikroskopische Präparate eines Falles von Narbenfibrom der Hornhaut. Ein Arbeiter hatte eine schwere Kalkverätzung erlitten, die von einer narbigen Trübung der ganzen Hornhaut gefolgt war. An der Verwachsungsstelle einer Bindehautfalte mit der Hornhaut nahe dem oberen inneren Rande hatte sich eine lappige, gelbröthliche Geschwulst gebildet, die pilzförmig der letzteren aufsass und $^2/_3$ derselben bedeckte. Ein von unten kommendes grosses Bindehautgefäss verschwand in dem Fuss der Geschwust. Angeblich war der Tumor auswärts schon mehrere Male entfernt, aber immer wieder gewachsen. Da das Auge amaurotisch war und grosse Schmerzen verursachte, wurde es

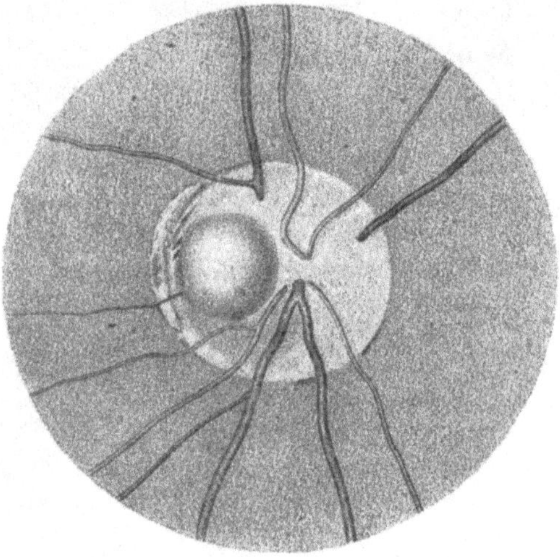

Fig. 15.

enucleïrt. Mikroskopisch erwies sich die Geschwulst als derbes Fibrom, das von den äusseren Lamellen der narbigen Hornhaut ausging und keine Verbindung mit tiefer gelegenen Theilen hatte.

IV. Mikroskopische Präparate eines Falles von Glioma endophytum retinae.

3) Herr F. Mendel: Bemerkungen über Magnet-Operationen. In den verflossenen 10 Monaten des laufenden Jahres sind 13 Magnet-Operationen[1] in Geh. Rath Hirschberg's Augenheilanstalt ausgeführt worden, die Gelegenheit zu einer Reihe von praktischen Bemerkungen geben.

Zunächst in diagnostischer Beziehung ist hervorzuheben, dass zu den allgemeinen Kriterien der augenärztlichen Diagnose, zu denen doch besonders der Augenspiegel gehört, und die in der ersten Auflage der Magnet-Operation von Prof. Hirschberg 1885 in erschöpfender Weise behandelt sind, noch zwei besondere hinzutreten, 1. das Sideroskop, 2. das Röntgen-Verfahren.

Das Sideroskop von Asmus war ein tadelloses Instrument bei uns, bis durch die Karlstrasse die neuen Kabel der elektrischen Bahnen gelegt wurden.

---

[1] Dazu kam noch am 7. November 1899 eine, die vierzehnte und letzte dieses Jahres: Splitter durch Linse bis dicht an den Sehnerven geflogen. Entfernung mit Schlösser's Magnet sofort; $3\frac{1}{2} \times 1\frac{1}{2}$ mm, 5 mgr. Reizlose Wundheilung.

Dann wurde es völlig unbrauchbar, da die Nadel nicht mehr zur Ruhe kam. Wir sahen uns genöthigt das Instrument, das vorn 3 Treppen aufgestellt gewesen, in das hinterste Zimmer des Hauses zu verlegen, wo es fast 80 Fuss von den Kabeln (noch mehr von den Schienen) der Strassenbahn entfernt ist. Hier hat es wieder an Brauchbarkeit gewonnen, ohne aber seine frühere Vorzüglichkeit wieder zu erlangen. Deshalb hat Herr Geh. Rath Hirschberg ein neues Sideroskop in Arbeit gegeben mit astatischer Nadel und von besonderer Construction. Inzwischen wurde unser in der April-Sitzung der ophthalmologischen Gesellschaft beschriebene vereinfachte Sideroskop im Haus des Herstellers, fern von elektrischen Kabeln, vielfach benutzt und hat sich ausserordentlich bewährt. (Es ist neuerdings auch bei uns aufgestellt und brauchbar.)

Das Röntgen-Bild, für frische Fälle mit aufgeschlagenem Augapfel, die sofort operirt werden müssen, weniger brauchbar, ja eher zu vermeiden, entfaltet seine Wirksamkeit in den älteren Fällen, sei es zur Bestätigung des Augenspiegelbildes, — sei es zur Ergänzung der Diagnose, falls der Splitter mit dem Spiegel nicht sichtbar war oder nicht sichtbar blieb.

Besonders lehrreich war ein Fall, wo der ursprünglich in der Netzhaut gefundene Splitter aus seiner Kapsel herausfiel und unsichtbar wurde. Zwei Augenärzte leugneten die Anwesenheit von Eisen.

Der Kranke blieb fort und kam erst wieder mit beginnender Verrostung der Iris Das Röntgenbild zeigte den Splitter, ebenso das Sideroskop; der Splitter wurde mit Erhaltung guter Sehkraft entfernt und so das Auge vor Erblindung bewahrt.

Ein 17jähriger Schmiedelehrling verletzte sich beim Stahlmeisseln das rechte Auge. Das Röntgenbild zeigte deutlich den Splitter. Während die Versuche am Schlösser'schen und Haab'schen Magneten negativ waren, kommt der Splitter nach Einführung des kleinen Magneten durch die Iridectomie-Schnittwunde.

Was die Behandlung anbetrifft, so sind 2 Verfahren bemerkenswerth.

1. Die Entfernung kleinster Splitter, die in dem unteren Theil der Netzhaut sitzen und die durch den Riesenmagneten nicht bewegt werden, geschieht mit Hülfe des kleinen Magneten, nachdem nach der betreffenden Richtung ein Iridectomie-Schnitt an der Hornhautgrenze angelegt worden ist.

Das Verfahren ist schon durch einen Fall der 2. Auflage der Magnet-Operationen erläutert. Ein neuer Fall der Art ist kürzlich bei uns beobachtet worden.

Beim Eisenklopfen flog dem Pat. ein Splitter ins rechte Auge. Es war 18 Stunden nach der Verletzung in der vorderen Rindenschicht ein schwarzer Fleck bei Lupenvergrösserung sichtbar. Aber das Sideroskop gab innen-unten einen starken Ausschlag. Der Fremdkörper musste also in der Netzhaut sitzen. Circa 6 Wochen nach der Verletzung wird die Extraction des Splitters vorgenommen. Versuche mit Schlösser'schem und Haab'schem Magnet sind völlig negativ.

Daher wird bei nicht zu kleinem Schnitt die Iridectomie in der Richtung, wo der Splitter anzunehmen ist, d. h. innen-unten, angelegt und der kleine Magnet eingeführt. Nach dreimaligem Eingehen mit dem Magnet haftet der Eisensplitter an dem Instrument, nachdem schon beim ersten Eingehen ein deutlicher „Klick" gehört wurde; wahrscheinlich hatte sich also der kleine Splitter beim Herausziehen erst abgestreift.

Das Auge ist völlig reizlos, und es handelt sich jetzt noch darum, den weichen Star des jugendlichen Pat. zu beseitigen.

Die soeben beschriebene Magnet-Operation passt besonders, wenn gleichzeitig Cataract besteht; die Linse wird dadurch nicht verschoben und kann später durch Discission, bezw. Extraction beseitigt werden. —

Auch der Haab'sche Riesenmagnet ist von uns in Fällen angewandt worden, wo Splitter hinten in der Netzhaut sassen.

Ist der Splitter klein, so folgt er keineswegs auf das blosse Annähern hin des Riesenmagneten, sondern man muss sich vorher genau über den Sitz des Fremdkörpers Gewissheit verschafft haben und dann den Riesenmagneten in der richtigen Zurichtung einwirken lassen.

2 Fälle dieser Art sind von Herrn Geh. Rath Hirschberg in der medizinischen Gesellschaft zu Berlin demonstrirt und in Klemperer's Therapie der Gegenwart (Jan. 1900) veröffentlicht worden.

Ist der Splitter grösser, so ist die grösste Vorsicht bei Anwendung der Riesenmagneten angezeigt. Man darf dann auf das verletzte Auge nicht die volle Kraft des Riesenmagneten einwirken lassen, sondern es muss einige Entfernung innegehalten werden, damit nicht in Folge des zu starken Zuges der Splitter herausgerissen, und so das Auge durch den hervorschiessenden Splitter zertrümmert wird. Vor einigen Tagen wurde ein 9 jähriger Knabe entlassen, der vor zwei Jahren eine Verletzung des rechten Auges beim Hämmern erlitten hatte. Das Auge war in der Provinz 9 Mal operirt, ohne den Splitter zu fördern. Das Auge hatte temporalwärts nur Lichtschein und war reizlos, als sich Pat. das erste Mal im Februar 1899 bei uns vorstellte. Es wurde damals nichts unternommen, und Pat. mit dem Bemerken entlassen, bei Reizung des Auges wieder zu kommen. Dieselbe trat 3 Monate später ein. Der Sideroskop zeigte innen unten grossen Ausschlag. Die Spitze des Riesenmagneten wird in die richtige Kraftlinie, d. h. nach innen unten gebracht. Patient verspürt sofort heftigsten Schmerz. Es erscheint Blut in der Vorderkammer, und ein schwarzer Fremdkörper, der sich in die Iris einballt. Der vorsichtige Versuch, nach Hornhautschnitt, mit kleinem Magneten fördert nichts wegen zu grosser Unruhe des Patienten. Der grosse Magnet wird wieder in die Nähe der klaffenden Wunde gebracht, sofort schiesst der Fremdkörper gegen den Magneten zu, da wir absichtlich, um Ueberwirkung zu vermeiden, den Kopf des Operirten etwas vom Magnet entfernt gehalten hatten. Die Iris-Falte wird nun (mitsammt dem haftenden Splitter) mit einem Scherenschlag abgetrennt.

Die Wunde verheilte absolut glatt; unten besteht ein kleiner Irisdefect, dahinter eine weissliche Masse. Spannung ist gut, Auge völlig reizlos, Schmerzen hat Pat. nach der Operation nie wieder verspürt. (Nach 3 Monaten reizloser Zustand beobachtet.)

Eine wichtige Operation wurde bei einem 30 jährigen Arbeiter vorgenommen, dem an der Stanzmaschine ein Eisensplitter ins linke Auge flog. Sechs Wochen war er in einer andren Anstalt exspectativ behandelt worden, ehe er zu uns kam. Es bestand Cataract, das Gesichtsfeld war concentrisch eingeengt. — Unten feine Lederhaut-Narbe. Maximaler Ausschlag am Sideroskop. Beim 2. Ansetzen an den Riesenmagneten empfindet Patient heftigsten Schmerz, der ganze Augapfel wird ein wenig aus der Orbita vorgezogen, die Sklera wölbt sich vor, und in ihr erscheint eine dunkle Spitze, da aber sofort wieder nach Lüften der Bindehaut verschwindet. Die Magnetspitze wird nun auf die Peripherie der Vorderkammer gerichtet, da der Splitter schon beweglich ist. Die Iris wird vorgewölbt, Pat. empfindet heftigen Schmerz, die Vorderkammer wird geöffnet und der Splitter mit dem kleinen Magneten entfernt. Sein Gewicht beträgt nicht weniger als 75 mgr. Die getrübte Linse wird durch Discission entfernt. Leidliche Sehkraft wird erzielt. (Er sieht wohl mehr, als er zugiebt.)

Die Erfolge der vorgenommenen Magnetoperationen waren recht gute. Von den 3 Fällen, bei denen es zur Enucleation kam, waren 2 mit übergrossen Splittern (802 und 295 mgr.); der dritte wurde schon mit vereitertem Augapfel aufgenommen, nachdem auswärts Versuche, den Fremdkörper zu entfernen, erfolglos geblieben waren. Vgl. die anatomische Beschreibung von Fehr, Sitzung vom 22. Juni 1899. Das Eisenstückchen wurde unmittelbar nach der Aufnahme in die Klinik durch den kleinen Magneten leicht herausgezogen, jedoch konnten die Folgen der bereits bestehenden Vereiterung nicht mehr beseitigt werden.

Die übrigen Verletzten erlangten befriedigende oder gute Sehkraft.[1]

4) Herr Hirschberg: Ueber das Sideroskop.

5) Herr Fehr: Ueber eine in Berlin beobachtete endemische Bad-Conjunctivitis. (Vgl. Centralbl. f. Augenh. 1900, S. 82.)

6) Herr Fehr: Demonstration von Präparaten (Narben-Fibrom; Glioma retinae).

Sitzung vom 30. November 1899.

1) Herr E. Jacobsohn: Ein Stempel zur Einzeichnung der Axe von Cylindergläsern.

Die Umständlichkeit, mit der man gezwungen ist, die Axenstellung der Cylindergläser im Krankenjournal zu bezeichnen, sowie die viele Schreiberei, welche die Verordnung von Cylindergläsern für Kassen-Kranke verursacht, da die von den Krankenkassen gelieferten Brillenformulare keine vorgedruckten Schemata hierfür enthalten, haben mich veranlasst, mir einen Gummi-Stempel anfertigen zu lassen mit dem üblichen Schema zur Einzeichnung der Axen der Cylindergläser. Leider existiren die verschiedensten Arten der Bezeichnung der Gradtheilung, und trotz aller Vorschläge hat noch keine Einigung erzielt werden können. Ich habe es am zweckmässigsten gefunden, den oberen Halbkreis in Grade zu theilen, da es bequemer ist, eine Linie von oben nach unten, als umgekehrt zu ziehen; besonders von rechts unten nach links oben dürfte seine Schwierigkeit haben. Den Nullpunkt habe ich in der Verticalen angesetzt, und die Gradtheilung nach beiden Seiten im horizontalen Meridian bis 90 gehen lassen. Es ist von Knapp und Anderen der Vorschlag gemacht worden, die Bezeichnung der Grade von 0 bis 180 fortzuführen. Es schien mir dieses für meinen Zweck nicht recht praktisch, weil ich fürchtete, die Deutlichkeit möchte bei den vielen dreistelligen Zahlen auf dem kleinen Stempel leiden, wohl auch leichter dem Optiker ein Irrthum passiren können, als bei kleineren Zahlen, und vor Allem, weil diese Art der Zählung in Deutschland fast gar nicht sich eingeführt zu haben scheint.

Zur Regelung der Frage der Axenbezeichnung würde ich vorschlagen, stets das obere Ende des Meridians als maassgebend für die Bezeichnung zu wählen, im verticalen Meridian mit 0 die Zählung zu beginnen, und nach beiden Seiten bis 90 zu nummeriren. Da die Axen meist symmetrisch zu liegen pflegen — nach Knapp's Mittheilung auf dem letzten internationalen Ophthalmologen-Congress liegen bei mehr als 80 % sämmtlicher Astigmatiker die Augenmeridiane symmetrisch — halte ich die Bezeichnung n (nasal) und t (temporal) für besser, als + (für die Neigung nachts rechts) und — (für die Neigung nach links), weil man in erstem Falle für beide Augen meist mit einer Axenbezeichnung auskommen wird.

---

[1] Nur ein Fall ist noch in Behandlung, S. gering.

Es ist der Gedanke, einen solchen Gummi-Stempel sich anfertigen zu lassen, natürlich sehr naheliegend und schon öfter ausgeführt worden, so z. B. von Snell und von Schön, welche aber die Gradtheilung am unteren Halbkreis angebracht haben; ferner von Pfalz, dessen Gradtheilung beiderseits links mit 0 beginnt, und über den oberen Kreisbogen bis 180 fortläuft; die Eintheilung würde hier also nicht symmetrisch, sondern homonym sein, so dass man meist für jedes Auge eine andere Gradzahl notiren müsste. Noch viel mehr Ophthalmologen haben sich wahrscheinlich einen solchen Stempel anfertigen lassen, ohne dasselbe veröffentlicht zu haben. Ich habe aber geglaubt, dass eine Mittheilung nicht ohne Interesse ist, weil nach einmaliger Anfertigung des Clichés die Stempel bedeutend billiger geliefert werden können, als wenn sich jeder Augenarzt zum eigenen Gebrauch erst wieder ein Cliché schneiden lässt.

Der Stempel ist von P. Halle, Berlin, Kochstrasse 54 a zum Preise von 2,50 Mark zu beziehen.

Literatur: 1886. Swanzy: Ophth. Review. Schiötz: Arch. f. Augenh. Knapp: ebenda u. Arch. Ophth. New. York. Snell: Ophth. Review. Schön: Nagel's Jahrb. f. Ophth. — 1887. Knapp, Javal, Landolt, Meyer; Ophthalmolog. Congress in Paris. Armaignac: Ann. d'oculist. Boucheron: Bullet de la Soc. franç. d'opht. Burnett: Americ. Journ. of Ophth. Chibret: Arch. d'opht. — 1888. Harlan: Arch. of Ophth. Knapp: VII. internat. Ophth.-Congress. Mendoza: Recueil d'opht. — 1889. Pfalz: Centralbl. f. Augenheilk. — 1897. Cicardi: Annali d'Ottalmolog. — 1899. Knapp: IX. interationaler Ophth.-Congress.

2) Herr Fehr: 2 Fälle von Pseudogliomen mit Demonstration der klinischen Bilder, sowie der makro- und mikroskopischen Präparate. (Aus Prof. Hirschberg'schen Augenheilanstalt.) Wird ausführlich veröffentlicht werden.

3) Herr Neuschüler: Ueber eine neue Thränensack-Spritze.

Meine Herren! Das Instrument, welches ich die Ehre habe, Ihnen heute vorzuführen, ist ein Irrigator zum ununterbrochenen Spülen der Thränenwege. Ich liess es nach meinen Angaben vom Fabrikanten Thamm, hierselbst, Karlstrasse, im Februar dieses Jahres anfertigen; und wenn ich geraume Zeit vergehen liess, bevor ich es Ihnen vorführte, so geschah dies, weil ich selbst mich erst von den Vortheilen des Instrumentes überzeugen, vor Allem aber die Ansichten der Collegen, welche es erprobt haben, hören wollte. Die günstige Beurtheilung italienischer Collegen ermuthigt mich, nicht am wenigsten aber der Artikel, welchen mein verehrter Lehrer, Herr Prof. Fortunati in Rom, über mein Instrument veröffentlichte, nachdem er es in der Königlichen Akademie für Medicin demonstrirt und selbst verschiedene Monate in der von Herrn Prof. Businelli dirigirten Königlichen Klinik für Augenheilkunde in Gebrauch gehabt.

Beschreibung des Instrumentes: Das Instrument ist sehr einfacher Construction. Seine Functionirung beruht auf demselben Prinzip, wie die der gewöhnlichen Luftdruck-Pulverisatoren. Es besteht aus einem Recipienten von Glas, welcher durch einen Metall-Schrauben-Pfropfen hermetisch verschlossen ist; durch diesen gehen zwei aus Metall gefertigte Röhren. Die längere derselben berührt fast den Boden des Recipienten, während die kürzere den Hals desselben nicht übersteigt. An dem Ende der längeren Röhre, welches durch den Schrauben-Pfropfen nach aussen geht und in Keulenform endet, ist ein Gummischlauch angebracht; während sich an der kürzeren ein Hahn befindet, sowie ein Doppel-Gummi-Ball, welcher dazu dient, Luft aufzusaugen um sie alsdann in den oben beschriebenen Recipienten zu pressen. Der Gummischlauch, welcher in Verbindung mit der längeren Metall-Röhre steht, trägt an seinem äussersten Ende einen kurzen, hohlen Metall-Cylinder, auf den man fünf conische Canülen, aus Silber gefertigt, gerade oder gebogen und von verschiedenem Kaliber und Länge aufschrauben kann. Ein Haken gestattet dem Operateur, den Recipienten an seinem Rocke zu befestigen, so dass er dadurch stets freie Hand hat. Der ganze Apparat ist in ein Holzkästchen eingeschlossen.

Gebrauch des Appartes: Nach dieser kurzen Schilderung ist leicht zu verstehen, wie das Instrument gehandhabt wird. Man füllt den Recipienten zu $^4/_5$ mit der Flüssigkeit an, welche zu der Ausspülung benutzt werden soll, und schliesst ihn dann hermetisch mit dem Schrauben-Pfropfen; hierauf öffnet man den Hahn, welcher das obere äussere Ende der kurzen Metall-Röhre schliesst, und indem man, vermittels des Doppel-Gummi-Balles, die Luft über die Flüssigkeit des Recipienten presst, zwingt man diese, die längere Metall-Röhre hinaufzusteigen, in den Gummischlauch einzudringen und in kleinen Wasserstrahlen der Endcanüle zu entfliessen. Die Kraft der Wasserstrahlen wird durch den Luftdruck der Gummibälle im Recipienten regulirt. Durch Umdrehung des Hahnes kann aber der Wasserstrahl unmittelbar unterbrochen werden.

Das Instrument ist am leichtesten zu handhaben, indem man den die Flüssigkeit enthaltenden Recipienten an das Knopfloch hängt, dann die Spitze der Canüle (je nach dem Fall gewählt), in den oberen oder unteren Thränenweg eingeführt, dessen Eintritts-Oeffnung vorher mittels eines kleinen Stilets, welches zu dem Apparat gehört, erweitert worden ist, und indem nun der Gummiball leise mit der rechten Hand gedrückt wird, presst man die Luft in den Recipienten. Die Flüssigkeit steigt unter dem Luftdrucke die Röhre hinauf in die kleine Canüle, dringt in den Thränensack ein, fliesst durch den Nasencanal und dann aus dem entsprechenden Nasenloche in einen bereit zu haltenden kleinen Napf.

Niemandem, denke ich, wird die praktische Wichtigkeit des Instrumentes entgehen. Nun weiss wohl fast ein jeder Augenarzt, dass das Geheimniss der Heilung der (meisten chronischen) Dacryocystitis, wenn man, wohlverstanden, die Naso-pharyngitis oder Conjunctivitis, welche sie erzeugen, bekämpft hat, darin besteht, den Zustand der erkrankten Schleimhaut zu modificiren, während der Catheterismus, sei er graduell, sei er erzwungen, sobald keine (cicatricielle) Stenose des Nasencanals existirt, den krankhaften Zustand der Thränenwege verschlimmert, anstatt ihn zu verbessern. Nur durch eine reichliche Ausspülung dieser Wege mittels astringirender, antiseptischer oder auch indifferenter Flüssigkeiten, wie z. B. physiologischer Kochsalzlösung, gelangt man dahin, den Zustand der chronisch entzündeten Schleimhaut zu modificiren und die Ausflüsse und Keime, welche sehr bedeutend sind, zu entfernen. Die Anel'sche Spritze, sowie die ganze Serie gewöhnlicher, mehr oder weniger complicirter Injectoren, sind unzureichend und manchmal selbst gefährlich. Unzureichend, weil man, da sie nur eine geringe Quantität Flüssigkeit aufnehmen können, gezwungen ist, sie mehrfalls zu füllen und auch wiederholt in die Thränenwege einzuführen, sobald eine reichliche Ausspülung geboten erscheint, was den Kranken aber immer eine sehr unangenehme Sache ist. Gefährlich deshalb, weil es nicht leicht ist, mit der Hand die nothwendige Stärke des Druckes zu graduiren, um die Hindernisse zu besiegen, welche die Schwellung der Schleimhaut der Flüssigkeit entgegensetzt. Das ist die Ursache, weshalb nicht selten Fälle beobachtet werden, bei denen, in Folge zu starken Druckes, die Flüssigkeit durch einige Erosionen der Schleimhaut in das (pericystische und palpebrale) Bindegewebe eindringt und Erscheinungen von sehr heftiger Reaction veranlasst. Ich bin überzeugt, dass alle diese Uebelstände mit meiner Spritze vermieden werden: Die Grösse des Recipienten gestattet eine fortgesetzte und reichliche Spülung, ohne dass es nöthig wird, das Einführen des Instrumentes zu wiederholen. Ausserdem dringt die Flüssigkeit unter dem gemässigten, anhaltenden Luftdruck in alle Windungen der Schleimhaut, sie reinigend, ohne sie zu verletzen: nimmt ohne Gewalt das Hinderniss der Klappen und durchfliesst so den ganzen Thränenweg, ohne dem Kranken die mindesten Leiden zu verursachen; im Gegentheil dieser unterzieht sich sehr gern der sanften und heilsamen Behandlung. Diejenigen Aerzte, welche meine Spritze anwendeten, schreiben mir: „Seitdem ich Ihre Spritze gebrauche, habe ich von Benutzung der Sonden fast gänzlich abgesehen, und die Resultate, welche ich erziele, sind grossartig."

Das Instrument bietet aber noch den ganz bedeutenden Vortheil, dass man die Ausspülungen des Thränenweges ermöglichen kann, ohne den kleinen Canal durchschneiden zu müssen; denn die sehr kleinen Canülen des Apparates lassen sich mit Leichtigkeit in die Gänge einführen, ohne dass die unheilvolle Intervention des Weber'schen Messers nöthig ist. Ich sage unheilvoll, denn es scheint mir an der Zeit zu sein, den Missbrauch, welcher mit dem Zerschneiden der Thränengänge getrieben wird, abzustellen; nicht nur für die Passage der Sonden wird das Messer angewandt, sondern auch bei der einfachsten und leicht zu verbessernden Eversion der Inversion des Thränenpunktes (?), ohne daran zu denken, dass man auf diese Weise den delicatesten Theil des hydraulischen Apparates der Thränen unersetzlich zerstört.

Ich erlaube mir, mit den Worten des Prof. Fortunati zu schliessen: „Ich denke," sagt dieser, „dass Dr. Neuschüler ein wirklich praktisches und nützliches Instrument geschaffen hat, bestimmt, die ganze alte Therapie der Krankheiten der Thränenwege wesentlich zu ändern, und meiner Ansicht schliesst sich auch, glaube ich, Prof. Businelli, sowie sämmtliche Collegen der Klinik an, die den Apparat functioniren sahen."

4) Herr Bähr: Schicht-Star. (Centralbl. f. Augenh. 1900, S. 110.)

5) Herr J. Hirschberg: Zur Bekämpfung des Trachom. (Erscheint im klinischen Jahrbuch.)

Sitzung vom 21. Dezember 1899.

1) Herr Fehr; Demonstration der mikroskopischen Präparate eines Falles von Secundärglaucom nach Iritis, die auf Netzhautablösung bei excessiver Myopie gefolgt war. Klinisch war eine Neubildung von Irisgefässen beobachtet, die zum Theil auf die Vorderfläche der getrübten Linse sich fortsetzten. Im mikroskopischen Präparat sieht man auf der atrophischen Iris eine bindegewebige Auflagerung, die über die Pupille sich fortschiebt und der Cataract auflagert. In dieser, und zwar in der hinteren Grenzschicht lagern die klinisch sichtbar gewesenen Gefässe. Sie sind mit Blutkörperchen gefüllt und haben dünne Wandungen. Stellenweise ist ein directer Uebergang in die reichlichen Irisgefässe ersichtlich.

2) Herr F. Mendel: Ueber Star-Ausziehung bei Einäugigen. (Centralbl. f. Augenh. 1900, S. 171.)

3) Herr Hirschberg: Ein chinesisches Buch über Augenheilkunde.

Einer meiner ehemaligen Zuhörer, Herr Dr. E. Ruel Jellison, Missionsarzt in Nanking, der dort eine ausgedehnte Praxis ausübt, als Augenarzt des ganzen Districts, und die in Berlin erlernten Verfahrungsweisen in dem Thal des Jantsekiang, einem der ältesten Kultur-Centren, nicht bloss eifrig ausübt, sondern auch den Kranken gegenüber dankbar hervorhebt, hat mir vor Kurzem ein chinesisches Buch über Augenheilkunde gesendet, das ich Ihnen hier vorlege, und zugleich J.'s englische Uebersetzung desselben, die Juli 1899 im The China Medical Missionary Journal erschienen ist.

Die ursprüngliche Ausgabe ist 1758 gedruckt, der Neudruck ist vom Jahre 1868, aus Nanking. Foldendes ist der Inhalt: Vorrede von Lien-tsuen. Wie der Himmel Sonne und Mond besitzt, so hat der Mensch zwei Augen. Wie eine schwarze Wolke die Sonne verdunkelt, so macht jede Trübung des Auges das Licht mehr oder weniger unsichtbar. Jeder Mensch verabscheut den geringsten Augenfehler. In der Welt sind Augenkrankheiten sehr verbreitet. Blindheit ist oft die Folge von Entzündung, die man für Monate ohne Behandlung gelassen. Dies ist die Folge nicht davon, dass die Alten ohne Kenntniss von diesen Dingen gewesen, sondern davon, dass die Gelehrten unsrer Tage so wenig von der Weisheit der Alten gelernt haben. Vor 10 Jahren erhielt ich ein Exemplar von Yieh Tien'sz's werthvoller Abhandlung über Augenheilkunde. Seine Methoden sind regelrecht und frei von Mysticismus; ein Blick auf seine Abbildungen lehrt, ob die Augenkrankheit abhängt von Abkühlung oder Erhitzung in Leber, Lungen, Herz oder Nieren.

Das Werk ist zwar klein, aber vortrefflich geschrieben und ermöglicht mir, alle Augenkrankheiten meiner Freunde und Nachbarn zu kuriren. Deshalb habe ich den Neudruck besorgt. Die Fig. 1 zeigt, dass die Lederhaut sympathisirt mit den Lungen, die Iris mit der Leber, die Pupille mit den Geschlechts-Theilen, die Augenwinkel mit dem Herzen, das obere Lid mit der Milz, das untere mit dem Magen.

In allen Fällen, wo auf dem Weissen des Auges rothe Fäden auftreten, mit wenig Schmerz, passen kühlende, zertheilende Mittel.

1 Recept.

Salvia, Kümmel-Samen, Levisticum-Wurzel, Vitex, rothe Dahlia-Wurzel, Celosia-Samen āā dr. 1. gr VI. Aster-Blumen dr. ij, Rhemania-Wurzel dr iii, Plantago-Samen dr ii, Cikaden-Haut dr j, Lakritzen gr viii.

Ingwer dr ii, Wasser ℥i.

Bring es zum Sieden und giesse ab. Wenn die Pupille erweitert ist, lass Celosia bei Seite.

Die Krankheit hängt ab vom Lungen-Fieber.

In allen Fällen, wo die Gegend des inneren Augenwinkels entzündet ist, besteht Fieber im Herzen. Man gebraucht Rec. 1 und das folgende Nr. 2.

Scutellaria gr viii; Akebia dr. i, gr vi; Spinn-Wurz ℥i. Wasser zum Sieden hinreichend; füg' es zu Nr. 1 für eine Gabe. (Also offenbar zum Einnehmen!)

In denjenigen Fällen, wo die Lederhaut (das Weisse) ganz und gar roth ist, geschwollen und schmerzhaft, mit mässiger Absonderung, Thränen und Lichtscheu, liegt die Ursache im Fieber im Herzen, Lungen, Milz, Leber und Nieren. Für diesen Zweck gebrauch' das Fiebermittel (aus Rhemania, Paeonia, Scutellaria u. s. w.). In Fällen, wo leichte Röthung im äusseren Winkel zugegen ist, besteht ein leichtes Fieber im Herzen. Gebrauch das tonische Fiebermittel Nr. 4 (Astern, Paeonia, Celosia, Kümmel u. s. w.). Besteht ein rother Kreis rings um die Iris, so ist Fieber in der Leber. Das wird kurirt durch gallentreibende Abkochung.

In allen Fällen von Jucken und Geschwür auf der Haut (der Lider) ist die Ursache Wind in der Leber, Lungen, Magen und Blut. Man nimmt innerlich eine wind-zerstreuende Abkochung (Kümmel, Salvia, Polygonum u. s. w.).

7. Polygonum-Salbe.

Polygonum-Pulver ℥i, Wasser 1 Quart, koch' es zu einem Weinglas voll und lass es kühlen, füg' zu Kupfer-Sulfat gr v und Kupfer-Carbonat gr v, tropf' es in das Auge mit einer Entenfeder.

8. Kupfer-Wasser zum Waschen des Auges.

9. Das Melancholie-zerstreuende Mittel

gieb, wenn Schmerz im Auge besteht, ohne Röthung und Schwellung. Bei Ptosis ohne Schmerz oder Entzündung, aber mit Sehstörung, liegt die Ursache in Körperschwäche. Gieb das Tonicum.

In Krankheiten der Leber und der Geschlechts-Theile besteht oft Blödsichtigkeit ohne Röthung, Schmerz, oder Ptosis. Dann gieb das Tonicum. Wenn nach schwerem Unwohlsein das Sehen blöde ist und eine Lampe aussieht wie ein rother Ball, kann diese Vorschrift gegeben werden. Bei Leukom gebrauche das Leukom-lösende Mittel (Kümmel, Salvia u. s. w.) innerlich.

Wenn das Leukom vollständig ist mit blosser Licht-Wahrnehmung, gebrauche ausserdem Zink-Augenwasser. Von dem verbesserten Leukom-lösenden Pulver kann man auch 2 Drachmen in ein Stück Ferkel-Leber thun, rösten und die Leber verzehren.

Körperschwäche verursacht oft plötzliche Dunkelheit vor den Augen beim plötzlichen Aufstehen. Gieb das Constitutions-stärkende Mittel.

Bei Pupillen-Erweiterung gieb den Nervengeist-Wiederhersteller. Bei Flügelfell gieb das Mittel gegen Gefässbildung (Rhemania, Akebia, Süssholz, Aralia [= Ginseng] u. s. w.

Staphylom ist verursacht durch blaues Wasser, das in die Pupille dringt und sie zerstört und ist unheilbar. Zink-Collyr wird bereitet, indem man 4 Unzen Knabenharn kocht und eine Unze Zinkcarbonat zufügt.

Der Herausgeber hat also Recht, dass auf dem Gebiet der Augenheilkunde die Weisheit der heutigen chinesischen Gelehrten gering sei. Das Buch ist werthlos; von Interesse ist nur, die Spuren indischer, griechischer, neu-europäischer Medizin unter der chinesischer Umhüllung zu entdecken.

1900

Sitzung vom 11. Januar 1900.

Herr Lehmann: Krankenvorstellung (Pemphigus conjunctivae).

Herr J. Hirschberg: Ueber die Entwicklung der Augenheilkunde im 19. Jahrhundert. (Veröffentlicht in Nr. 3 und 4 der Berl. klin. Wochenschr.)

Sitzung vom 15. Februar 1900.

Herr Mühsam: Krankervorstellung. (Seit 4 Jahren bestehende Accommodationsparese nach Diphtherie.)

Herr Liepmann: Ueber eine Augenmaasstörung der Hemianoptiker. (Veröffentlicht in der Berl. klin. Wochenschr.)

Herr Fehr: Demonstration anatomischer Präparate. 1) Markschwamm der Netzhaut mit Metastasen-Bildung. (Veröffentlicht im Mai-Heft des Centralbl. f. Augenheilk.) 2) Sarcom der Aderhaut. Dem klinischen Bilde nach gehörte der Fall in die Klasse von Sarcomen, wo die Geschwulst nur bei focaler Beleuchtung gut gesehen wird, da sie von der vorderen Aderhaut ihren Ausgang nahm. Histologisch war es ein stark pigmentirtes gefässreiches Spindelzellensarcom, in dem die dicken, vom Fuss in die polypöse Geschwulst fingerartig ausstrahlenden Pigmentzüge bemerkenswerth sind. 3) Frische, spontan entstandene Iridicyclitis in einem vor 22 Jahren nach einem Messerstich erblindeten Auge. Das Auge hatte im Laufe der Jahre nie Beschwerden verursacht. Als der 48jähr. Herr Ende December vor. Js. in Herrn Geheimrath Hirschberg's Augenheilanstalt kam, bestanden seit 5 Wochen heftigste Entzündung, grosse Schmerzen und Druckempfindlichkeit, stärkste Lichtscheu, die auch den Gebrauch des andren Auges hemmten. Am nasalen Hornhautrande verlief die alte Narbe, die sich nach unten in den Ciliarkörper fortsetzte. Die schleunige Enucleation des Augapfels befreite den Kranken sofort von seinen erheblichen Beschwerden. Im mikroskopischen Präparat fand sich dichte Infiltration der Narbe und des in diese eingeheilten Ciliarkörpers. Auch an andren Stellen ist letzterer mit Rundzellen infiltrirt. Zweifellos hat dieser Zustand, der nur durch frische Bacterien-Invasion hervorgerufen sein kann, das gesunde Auge gefährdet. Der Fall erklärt die Möglichkeit des Auftretens der sympathischen Ophthalmie so lange Jahre nach der Verletzung. Dasselbe gilt von dem 4. Fall, in welchem wegen bereits ausgebrochener sympathischer Ophthalmie die Enucleation vorgenommen wurde: Der 8jähr. Junge hatte in Folge von Blennorrhoea neonatorum sein rechtes Auges verloren. Es hatte sich ein breites Leucoma adhaerens gebildet, das einige Monate später zum Secundärglaucom führte. Letzteres wurde durch eine Iridectomie beseitigt; die Sehkraft aber kehrte nicht wieder. 8 Jahre lang hatte das Kind keinerlei Beschwerden von Seiten des blinden Auges. Plötzlich erkrankt das gesunde Auge, ohne dass auf dem blinden eine sichtbare Entzündung auftritt, an den ausgeprägten Zeichen der schleichenden Iridocyclitis mit reichlichen Hornhautpunkten, Synechien der Iris und Glaskörpertrübungen. Erst jetzt, in diesem Zustande wird uns der Kranke zugeführt. Das erblindete Auge ist nicht druckempfindlich und kaum geröthet. Man kann sich daher nur schwer zu der Diagnose der sympathischen Ophthalmie entschliessen; dennoch wird der ganz blinde und entartete Augapfel unverzüglich enucleïrt. Die anatomische Untersuchung hat gezeigt, dass sich auch hier, obwohl im Leben kaum eine Reizung zu sehen war, frische Processe abspielten. Schon makroskopisch erkennt man neben ausgedehnten, alten, degenerativen Veränderungen im Glaskörper und auf der Netzhaut frische Blutflecken, und zwar vornehmlich in der vorderen Bulbushälfte. Die Netzhaut liegt überall glatt an, sie ist atrophisch und stellenweise mit schwarzen Pigmentpunkten bestreut. Der Sehnerv ist etwas ausgehölt. Vorn sieht man die Residuen des blennorrhoischen Processes und der Iridectomie. Die Linse ist geschrumpft. Im mikroskopischen Präparat findet sich an der Verwachsungsstelle von Iris und Hornhautnarbe eine knotenförmige Anschwellung mit follikelartigen, dichten Ansammlungen von Rundzellen. Diese Rundzellen-Infiltration setzt sich nach hinten fort in den Ciliarkörper und die vordere Aderhaut; der hintere Theil derselben ist frei davon. Die Firsten des Ciliarkörpers sind verlängert. Der Hinterfläche der Iris liegt der Linsenrest an. Unterhalb davon bemerkt man einen weiten, mit gut erhaltenen rothen Blutkörperchen gefüllten Sack von 4 mm Länge, dessen dünne Wand aus epithelähnlichen kubischen Zellen gebildet wird. Den Ursprung dieses frei im Glaskörper schwebenden Sackes erklären die in der Umgebung liegenden, ähnlich gestalteten Bluträume, die ihrerseits mit erweiterten Gefässen der vorderen veränderten Netzhaut zusammenhängen. Zahlreiche freie Blutungen finden sich im Glaskörper auf und in der Retina. Die anatomische Diagnose lautete also: Frische Iridocyclitis mit Netzhaut- und Glaskörperblutungen in einem in Folge von Blennorrh. neonat. seit vielen Jahren entarteten Auge. Nach der Enucleation besserte sich der Reizzustand des sympathisch erkrankten Auges, ohne dass jedoch die Hornhautpunkte und die feinen Glaskörpertrübungen verschwanden. Die Sehkraft stieg allmählig von $^5/_{50}$ auf $^5/_{15}$ und ist auch heute, nach 7 Monaten, nicht wieder schlechter geworden. Im Verlaufe der Besserung wurden jene Herde der Peripherie des Augengrundes sichtbar, welche Prof. A. Graefe 1866 zuerst gesehen und Prof. Hirschberg zuerst abgebildet und als einen regelmässigen Befund der echten sympathischen Augen-Entzündung beschrieben hat.[1] 5) Augapfel mit grossem Eisensplitter und vorgeschrittener Verrostung. Das Auge hatte Prof. Hirschberg enucleïrt ohne den Versuch gemacht zu haben, den Splitter zu extrahiren, obwohl wir ihn mittels Röntgen-Aufnahme und Sideroscopie nachgewiesen hatten. Der Splitter hatte bereits 4 Monate im Auge gesessen, als der Kranke zum ersten Mal zu uns kam. Das Auge war geschrumpft und ohne Lichtschein. Der Arbeiter hätte keinen Vortheil mehr von der Entfernung des Splitters, die nicht schwierig gewesen wäre, gehabt, wohl aber konnte dadurch das andre Auge gefährdet werden. Der Splitter liegt auf dem unteren Ciliarkörper, eingehüllt in eine rostgelb gefärbte Membran. Der Glaskörper ist trichterförmig abgelöst, die Netzhaut liegt überall glatt an und ist, wie die Iris, dunkelbraun verfärbt. Die Berliner Blau-Reaction ergab ein positives Resultat. Die Verrostung trat innerhalb relativ kurzer Zeit ein; in weniger, als 4 Monaten. Wir müssen das auf Rechnung der Grösse des Splitters setzen.

Sitzung vom 15. März 1900.

1) Herr F. Mendel spricht über Oculomotorius-Lähmung bei Erkrankung eines Hirnschenkels und stellt ein 2jähr. Kind vor, welches am 11. Februar 1900 in die Klinik von Prof. Mendel aufgenommen worden. Der Vater des Kindes ist Maler, leidet öfters an Bleikolik. 5 Geschwister sind gesund bis auf einen Bruder, der einige Monate geisteskrank gewesen. Lues der Eltern wird negirt. Pat. litt seit der Geburt $^1/_4$ Jahr lang an rechtsseitigen Krämpfen, magerte zuerst sehr ab, erholte sich aber dann und begann mit einem Jahre zu laufen. Im October 1899 traten im Anschluss an Masern wiederum Krämpfe auf, die am linken Bein begannen, dann den linken Arm und das Gesicht ergriffen. Der rechte Arm soll nach Aussage der Mutter schwächer geworden sein. Wenn Pat. einen Gegenstand fassen will, zittert der Arm; auch kann er den letzteren nicht so hoch wie den linken heben. Seit December 1899 kann Pat. nicht mehr gehen. Die Zuckungen treten fast täglich auf, besonders wenn Pat. sich ärgert, und dauern 5 Minuten an. Das Kind ist mittelmässig entwickelt. Wenn man nach Schmerzen fragt, zeigt es die linke Backe. Dieselbe ist etwas stärker geröthet als die rechte. Das linke obere Lid hängt schlaff herab, lässt nur einen ganz kleinen Spalt. Pupille links weiter als rechts und ohne directe Reaction. Zu willkürlichen Bewegungen ist das Kind nicht zu bewegen. Beim Schreien bewegt es die Stirn gleichmässig gut. Der linke Mundwinkel steht in Ruhe tiefer, beim Schreien wird er weniger bewegt als der rechte. Am

[1] Mit S = $^1/_4$ ausgeheilt; April 1905.

Kopfe ist nichts Besonderes zu fühlen, grosse Fontanelle geschlossen. Beklopfen des Kopfes schmerzt nirgends, der Kopf wird gerade gehalten, keine Genickstarre. Beweglichkeit des Kopfes normal. Pat. sitzt, ohne gestützt zu werden. Er fühlt Nadelstiche überall und wehrt dieselben ab (vielleicht mit dem rechten Arme weniger als mit dem linken). Starke O-Beine. Letztere werden gleichmässig bewegt, das rechte Bein etwas nachgeschleppt. Patellarreflexe vorhanden. Sohlenreflex normal. Herztöne und Athmungsgeräusch rein. Urin und Stuhl lässt Pat. unter sich. Körpergewicht: 20 Pfund. Es sind also in diesem Falle die Oculomotorius-Fasern getroffen nach ihrem Austritt aus dem Kern, während dieFasern des Facialis und der Extremitäten-Nerven vor ihrer Kreuzung getroffen sind. So entsteht das eigenthümliche Krankheitsbild, das man als Weber'scher Syndrom[1] bezeichnet und im Jaare 1863 zum ersten Mal beschrieben wurde. Was die Natur des Herdes anbetrifft, so wird man mit Rücksicht auf die Häufigkeit von Tuberkeln an jener Stelle vorerst an einen Tuberkel zu denken haben. Für eine solche Annahme spricht auch die Entstehung nach Masern, und dagegen spricht nicht, dass zur Zeit eine Tuberculose andrer Organe nicht nachzuweisen ist. Ein Fall ähnlicher Art, in dem es sich, allerdings in Folge eines Unfalls auch um die Erscheinungen des Weber'schen Syndroms handelte, wurde bei einem 32jährigen Manne im Jahre 1899 in Prof. Hirschberg's Poliklinik beobachtet. Da die Lähmung sämmtlicher Muskeln allmählig zurückging, kann man wohl hier an einen Bluterguss denken, der durch Resorption nach und nach verschwand.

2) Herr Mühsam: Zwei Fälle von totaler Glaskörperblutung. (Veröffentlicht im April-Heft des Centralbl. f. Augenh. 1900.)

3) u. 4) Herr Neuschüler (schriftliche Mittheilung). a) Ueber ein Skiaskop. b) Ueber ein Sphärometer. (Erscheint im Oct.-Heft des Centralbl. f. Augenh. 1900.)

5) Herr Fehr: Demonstration der Präparate von drei Fällen von Gataracta nigra (aus Herrn Prof. Hirschberg's Augenheilanstalt.) Die Cataracta nigra beansprucht neben dem theoretischen Interesse betreffs der Herkunft der Schwarzfärbung ein erheblich praktisches wegen der Grösse des Stars. Seine Entfernung erfordert einen sehr grossen Schnitt, der unter Umständen noch mit der Scheere erweitert werden muss, wenn der Star nicht beim ersten Anlegen des Löffels kommt. Ein stärkeres Drücken würde sofort Glaskörper zu Tage fördern, zumal es sich meist um excessiv myopische Augen handelt. Im ersten Falle maass die Linse $8^3/_4 : 4^3/_4$ mm, im zweiten $8 : 4^1/_2$ und im dritten $8^3/_4 : 4^1/_2$ mm. Im zweiten Falle musste wegen grosser Neigung des zu dünnen Hornhautlappens zum Umklappen (My exc., gegen 40 Di) eine feine Naht durch Hornhaut und Randtheil der Sclera gelegt werden, die 19 Tage, ohne dass man auch nur die geringste Reizung bekam, darin gelassen wurde. Normale Heilung. Im Uebrigen verliefen alle drei von Herrn Geheimrath Hirschberg ausgeführten Operationen zufallsfrei.

Sitzung vom 17. Mai 1900.

1) Herr Mühsam: Keratitis neuroparalytica.

2) Herr F. Mendel: Ueber eine Star-Operation bei angeborenem Fehlen der Iris.

---

[1] Weber, Med. chirurg. Transact. 1863.

3) Herr Steindorff: Ueber Oelcysten der Orbita. (Veröffentlicht im Mai-Heft des Centralbl. f. Augenh. 1900.)

4) Herr Fehr: 1. Glaucoma simplex, das auf dem einen Auge nach der Operation einen malignen Verlauf genommen und zu dem sich 3 Monate später sympathische Ophthalmie des andern Auges gesellt hat. — Im Juli v. J. traten bei der 45jähr. Frau die ersten Störungen auf: Spannungsgefühl, Schatten von der Seite her und Abnahme der Sehschärfe. Im September wurde sie in einer andern Anstalt auf beiden Augen in einer Sitzung iridectomirt. Die Sehschärfe des linken Auges stellte sich nicht wieder her, 8 Tage nach der Operation war das Auge blind. Mit dem rechten sah sie gut bis zum December, wo sich Nebelsehen einstellte. Trotz Schmier- und Schwitzkur wurde die Sehschärfe immer schlechter und als die Frau im April d. J. zum ersten Mal in Herrn Geh. Rath Hirschberg's Anstalt kam, erkennt sie nur noch Finger in 8 Fuss. Das linke Auge hatte Lichtschein ohne Projection.

Es fanden sich beide Augen mässig gereizt.

Links: T. +. Keine Vorderkammer. Die atrophische Iris lag der Hinterfläche der Hornhaut an. Iriscolobom nach oben, dabei völlige Seclusio und occlusio papillae, Operationsnarbe am Hornhautrande.

Rechts: T. normal. Zahllose punktförmige Beschläge auf der Descemet. Vorderkammer normal tief, Iris gewuchert, ihre Zeichnung verwaschen, viele sichtbare Blut-Gefässe auf derselben. Auch hier (regelmässiges) Colobom nach oben; natürliche Pupille durch plastisches Exsudat verschlossen, Colobom zum Theil frei. Kleines centrales Scotom im Gesichtsfeld. Mit dem Augenspiegel keine Einzelheiten zu erkennen, nur rother Reflex.

Die sympathische Ophthalmie wird bekanntlich bei Weitem am häufigsten nach Verletzungen beobachtet. Nach regelrecht ausgeführten Operationen — verunglückte Operationen können natürlich dieselben Folgen haben, wie Verletzungen, — ist die sympathische Ophthalmie selten. Man beobachtet sie zuweilen nach Operation des absoluten Glaucom, wo in Folge der beginnenden oder vorgeschrittenen Entartung der Heilungsverlauf ein abnormer ist. Bei malignem Verlauf nach regelrechter Glaucom-Operation scheint die sympathische Ophthalmie nur sehr selten aufzutreten; Verf. fand in der Literatur nur einen dem vorliegenden analogen Fall.[1] — Prof. Hirschberg entfernte in unserem Fall den linken entarteten Augapfel. Wir hatten die Freude, danach Besserung des rechten zu contatiren.

Nach dem Aufschneiden des enucleïrten Augapfels fand sich die atrophische Iris fest der Hinterfläche der Hornhaut anliegend und an der Wurzel in die Operationswunde eingeheilt. Die Linse fehlte.

Da die Frau mit grösster Bestimmtheit behauptet, nur einmal operirt worden zu sein; so muss angenommen werden, dass die Linse bei (oder nach) der Iridectomie mit herausgekommen ist. Bemerkenswerth ist auch, dass am rechten Auge die Operation einen normalen Verlauf nahm, während das linke als malignes Glaucom zu Grunde ging. Bemerkenswerth darum, weil die Malignität des Glaucom eine Eigenschaft ist, die am Individuum haftet und gewöhnlich beide Augen betrifft. Diese wichtige Thatsache hat Herrn Geh. Rath Hirschberg stets bestimmt, in Fällen von Glaucoma simplex, in denen das eine Auge bereits ganz oder nahezu amaurotisch und das andre operationsbedürftig ist, wenn irgend möglich erst das blinde zu operiren, um sich nicht von der Malignität überraschen zu lassen.

[1] Von Uhthoff.

In den von Herrn Dr. Ginsberg gütigst angefertigten mikroskopischen Präparaten sieht man, dass die Operationswunde nicht vernarbt ist und nur oberflächlich durch einen continuirlichen Epithelüberzug gedeckt wird. In ihr lagert ein gutes Stück Iris, sowie Linsenkapsel. Die atrophische Iris, besonders der in die Wunde eingeheilte Theil, ist reichlich mit Rundzellen infiltrirt. Rundzellen-Infiltration beobachtet man ferner frei in der Hornhautwunde, im Ciliarkörper und herdweise in der vorderen und hinteren Aderhaut, als Zeichen für eine Irido-cyclochorioiditis. Der Sehnerv ist ausgehöhlt.

Nach der Enucleation ging der Reizzustand des andern Auges schnell zurück und die Sehkraft besserte sich von Fingerzählen in 8 Fuss auf $^5/_{25}$. Diese gute Sekhraft ist auch heute noch, 3 Monate nach der Enucleation, dieselbe. (1905 ganz befriedigender Zustand.)

II. Demonstration der makroskopischen und mikroskopischen Präparate von Gliommetastasen des Schädels, Gehirns, der Lungen, Pleura, Leber, Rippen, Lymphdrüsen u. s. w. (Ausführlich veröffentlicht im Centralbl. f. pr. Augenh., Mai-Heft 1900.)

Sitzung vom 28. Juni 1900.

1) und 2) Herr Steindorff: a) Ueber Pfeilschuss-Verletzungen. (Veröffentlicht im Juni-Heft des Centralbl. f. Augenh. 1900.) b) Krankenvorstellung (Retinitis pigmentosa).

3) Herr Fehr: Retinitis proliferans. (Veröffentlicht im Juli-Heft des Centralbl. f. Augenh. 1900.)

4) Herr F. Mendel: Ueber Drusenbildung im Sehnervenkopf. Vortr. stellt eine 24jähr. Patientin vor. Sie hat sehr gut gesehen, ist nie augenkrank gewesen. Seit dem 15. Lebensjahr ist sie stark bleichsüchtig, die Menses treten sehr unregelmässig auf. In den letzten drei Jahren leidet sie an Krämpfen, die im Winter fast täglich, im Sommer seltner auftreten. Pat. wurde aus der Klinik von Prof. Mendel mit der Diagnose „Hysterie“ in die Poliklinik von Geheimrath Hirschberg geschickt. Die augenärztliche Untersuchung ergab: Beide Pupillen reagiren gut, die Sehschärfe ist beiderseits $^5/_4$, das Gesichtsfeld normal. Urin frei von Eiweiss und Zucker. Ophthalmoskopisch war ein merkwürdiges Bild des Sehnerven-Eintritts vorhanden, welches minder erfahrene Beobachter zur Annahme einer Sehnerven-Entzündung verführte. Beiderseits sind die Papillengrenzen unscharf und verwaschen. Das rechte Auge zeigt am nasalen Rande der Sehnerven jene knolligen, gedeckten Erhebungen, die wir mit dem Namen Drusen bezeichnen, während sich am linken Auge diese Drusenbildungen mehr innerhalb der verwaschenen Grenzen der Sehnervenscheibe finden. In diesen Erhebungen erscheinen beiderseits kleine, glänzende Punkte, die zum Theil gruppenförmig angeordnet sind. Diese Drusenbildungen im Sehnerven sind schon des Oefteren beobachtet und beschrieben worden. Die erste Beschreibung des Augenspiegelbildes gab Liebreich[1]. Ebenso liegen Arbeiten von Jany[2], Remack[3], und Purtscher[4] vor. Nieden[5] und Ancke[6] fanden die Drusenbildung bei Retinitis pigmentosa. Das ophthalmoskopische Bild täuscht

[1] Klinische Monatsbl. 1868, S. 426.
[2] Centralbl. f. Augenh. 1876, S. 197.
[3] ebendaselbst 1885, S. 257. (Aus Prof. Hirschberg's Augenheilanstalt.)
[4] ebendaselbst 1891, S. 292.
[5] ebendaselbst 1878, S. 6.
[6] ebendaselbst 1885, S. 167. (Aus Prof. Hirschberg's Augenheilanstalt.)

beim ersten Blick gelegentlich in Folge der verwaschenen Papille eine Sehnerven-Entzündung vor; bei doppelseitiger, sehr starker Drusenbildung kann man auch an Stauungspapille denken, namentlich wenn sonst noch Zeichen von Seiten der Nerven vorhanden sind, wie grade in unserem Falle. Ein Fall von besondrer Bedeutung, von dem Sehprüfung, Augenspiegelbefund und anatomische Untersuchung der Drusen im Sehnervenkopf vorliegen, wurde im Jahre 1891[1] von Geheimrath Hirschberg und Dr. Cirincione veröffentlicht. Die anatomische Untersuchung des wegen melanotischen Spindelzellen-Sarcom enucleïrten Augapfels zeigte, dass es sich um eine Ablagerung von hyalinen Massen handelte, welche zum Theil secundär verkalken, an Umfang immer mehr zunehmen und dadurch einen gewissen Druck auf die Umgebung ausüben, sodass sie ganz allmählich, aber wohl mehr Verschiebung, als Schwund der betroffenen Opticus-Fasern bewirken.

5) Herr Mühsam: Beitrag zur Ophthalmometrie. (Centralbl. f. Augenh. 1901, S. 114.)

6) Herr Fehr: Ein Fall von Heilung nach gänzlicher Linsenvereiterung.

Der Fall ist ein neues Beispiel für die alte Regel, dass man ein Auge nicht zu früh verloren geben darf. Am 23. März d. J. Eindringen eines Holzsplitters ins linke Auge beim Holzhakcen. Pat. zog ihn eigenhändig heraus. Sehschärfe sofort erloschen. Bald Auftreten von Entzündung. 8 Tage nach der Verletzung erst kam er in Herrn Geh. Rath Hirschberg's Augenheilanstalt. Man fand stärkste Reizung, Druckempfindlichkeit. Hornhaut rauchig; im untern Quadranten die verharschte, eitrig infiltrirte, dreistrahlige Wunde. Von hier zog ein Eiterstreif zur Linse, durch die er sich als dichter, intensiv gelber, eitriger Trübungsschlauch fortsetzte. Auch die von Eiter freie Linsenmasse ist trübe. $^1/_4$ der Vorderkammer ist angefüllt mit gelbem Eiter. Unten Sphincter-Riss, hintere Synechien, Iris gewuchert und mit sichtbaren Gefässen versehen. Sehschärfe bis auf Erkennen von Handbewegungen erloschen. Da immerhin die Möglichkeit bestand, dass der septische Process auf den vorderen Bulbus-Abschnitt beschränkt war, so wurde von Herrn Geh. Rath Hirschberg das conservative Verfahren eingeschlagen.

Lanzenschnitt oberhalb des unteren Hornhautrandes; vergeblicher Versuch mit der gerieften Kapselpinzette, den gelben Eiterstreif der Linse herauszuholen; deshalb Entleerung der ganzen Linse durch Lüften der Wunde mittels Spatels, die fast vollständig, sammt Eiter, gelingt. Zum Schluss sehr gründliche Ausspülung der Vorderkammer mittels einer kleinen Spritzpipette mit silberner Spitze und gekochter physiologischer Kochsalzlösung. In den folgenden Tagen wurde das Auge mehr und mehr von der Sepsis frei und 14 Tage später konnte der Kranke mit reizlosem Auge, normalem Druck und klarer, spiegelnder Hornhaut entlassen werden. Die Pupille war noch durch Linsenreste verschlossen. Sehschärfe daher noch schlecht. Allmählich trat eine Lücke im Pupillargebiet auf, die sich weiterhin noch immer vergrössert hat. Das Auge sieht bald $^5/_{50}$. Es blieb dauernd reizlos. Sehschärfe stieg auf $^5/_{20}$.

Sitzung vom 25. October 1900.

1) Herr J. Hirschberg und Herr Grunmach (a. G.): Ueber Röntgen-Bilder von intraocularen Geschwülsten. (Vgl. d. Nov.-Heft d. Centralbl. f. Augenh. 1900.)

---

[1] Centralbl. f. Augenh. 1891, S. 166 und 198.

2) Herr F. Mendel: Ueber Magnet-Operation.

3) Herr Hamburger: Ueber die Quellen des Kammer-Wassers. Die Leber'sche Auffassung, dass der Ciliar-Körper das alleinige intraoculare Secretions-Organ sei, ist nach Vortr nicht berechtigt. Es besteht ein physiologischer Pupillen-Abschluss; denn in die hintere Augen-Kammer eingebrachtes Fluorescin gebraucht mehr als eine halbe Stunde, um in der Vorder-Kammer zu erscheinen. Da nun nach Leber's Versuchen aus der Vorder-Kammer beständig Flüssigkeit herausfiltrirt, muss diese innerhalb der Vorder-Kammer selbst ersetzt werden; und zwar stammt sie aus der Vorder-Wand der Iris; die Secretion der Iris-Vorder-Wand kann man bei Augen mit Druck-Herabsetzung nach intravenöser Fluoresceïn-Einspritzung direct beobachten. Der Ciliar-Körper wird nach Fluoresceïn-Einspritzung frei von dem Farbstoff gefunden.

Sitzung vom 22. November 1900.

1) Herr Mühsam: Ueber Magnet-Operation.

2) Herr Fehr: a) Spontane Frei-Beweglichkeit der Linse, durch Operation geheilt.

M. H.! Ich habe die Ehre, Ihnen einen Fall von Linsen-Dislocation vorzustellen, der wegen seines Verlaufes und besonders des operativen Heil-Erfolges wegen von grösstem Interesse ist.

Es handelt sich um eine angeborene Linsen-Verschiebung, Ectopia lentis congenita, die zu einer Verlagerung in die Vorder-Kammer führte und mit Anfällen schwersten acuten Glaucoms einherging, indem die Linse sich in die Pupille einklemmte.

Da der Knabe zur Zeit der Sommer-Reise meines Chefs, Hrn. Geh.-Rath Hirschberg's, in die Anstalt kam, und ich vor die Möglichkeit gestellt war, jeden Augenblick operativ eingreifen zu müssen, so empfand ich es sehr schwer, aus der Literatur keine Winke für eine Erfolg versprechende Behandlung solcher ausserordentlicher Fälle gewinnen zu können. Die spärlichen Berichte über die operative Behandlung verlagerter Linsen ermuthigten mich wenig zur Nachahmung der bisher geübten Methoden, und ich war zufrieden, dass es mir gelang, den Knaben unbeschadet für das Auge bis zu Hrn. Geh.-Rath Hirschberg's Rückkehr ohne Operation hinzuhalten.

Albrecht v. Graefe hat schon vor 50 Jahren die vorgefallene und mit der Hornhaut verklebte Linse mit Discission behandelt. Es erfolgte aber, da der Fall zu spät in seine Behandlung kam, Hornhaut-Vereiterung, Durchbruch und Verlust des Auges. Sattler und Eversbusch haben bei Subluxation wiederholt die Discission angewendet.

Bei Vorfall in die Vorder-Kammer hat man mehrfach die Extraction nach verschiedenen, mehr oder weniger künstlichen Methoden versucht, bei denen die Weber'sche Schlinge und die Discissions-Nadel, welche die Linse vorher aufspiesst, die Hauptrolle spielt.

Fast immer ist von grossem Glaskörper-Verlust die Rede, der mit der Linse hervorschoss, oft auch ohne sie, die in dem Rest des Glaskörpers sich versenkte; und es kam vor, dass die Enucleation der Extraction nachgeschickt werden musste.

Die Frage aber, wie man das Glaucom behandelt, wenn die Linse vollständig in die Pupille eingeklemmt ist, wenn sich der Sphincter iridis wie ein Gummiband um sie schnürt, ist nirgends in der Literatur aufgeworfen, geschweige denn beantwortet worden.

Der Knabe kam zum ersten Male vor $2^1/_2$ Jahren zu uns mit beiderseitiger angeborener Ectopie der Linse nach innen-oben. Die Iris schlottert. Am atropinisirten Auge ist aussen und unten der Rand der verkleinerten Linse zu sehen. Mit —17 D hatte das rechte Auge $^5/_{30}$, das linke $^5/_{20}$ der normalen Sehschärfe.

Ende Juli 1900, nachdem der Knabe 4 Monate die Schule besucht hatte, führte uns ihn der Vater wieder zu, da man auf dem rechten Auge eine Veränderung bemerkt hatte und die Sehschärfe dieses Auges erheblich verringert war. Das Auge zeigt ciliare Injection. Die Pupille ist weit und vor ihr in der Vorder-Kammer liegt die durchsichtige Linse; nur der obere innere Rand befindet sich hinter der Pupillen-Ebene. Die Iris erscheint durch die als Lupe wirkende Linse vergrössert. Die Tension ist normal, die

S R = Finger in nächster Nähe,
L = $^5/_{20}$.

Der Knabe wird sofort aufgenommen, und durch Rückenlage, Atropin und schliesslich Eserin wird versucht, den früheren Zustand wiederherzustellen. Dieses gelingt auch, aber nicht für die Dauer, da es unmöglich ist, durch Eserin eine sehr enge Pupille zu erzielen. Beim ersten Aufstehen fällt die Linse wieder vor. Dabei bleibt das Auge reizlos und der Druck normal.

Am 9. Tage des Aufenthaltes in der Anstalt stellt sich plötzlich unter Erbrechen und grössten Schmerzen schweres acutes Glaucom ein. Die Linse liegt eingeklemmt in der Pupille und wird fest umschnürt vom Sphincter iridis. Ich gab sofort reichliche Mengen Atropin, um diesen Krampf zu lösen, der durch Abschluss der Vorder-Kammer die Drucksteigerung bedingte. Nach 3 Stunden ist noch alles unverändert, nach der 4. aber finde ich den gefährlichen Zustand überwunden, das Auge noch geröthet, aber weich, die Linse hinter der Iris bei mittelweiter Pupille. Jetzt wird mit Eserin fortgefahren.

Nunmehr stellte sich ein wechselnder Zustand heraus, indem die Linse bald vorn, bald hinten lag. In der letzten Zeit, wo man mit Eserin aufhörte, lag die klare Linse, deren seitlicher Durchmesser etwa 6 mm, deren Längsdurchmesser 8 mm betrug, meist vorn, so zwar, dass der innere obere Linsenrand hinter dem Pupillen-Rand verblieb, der übrige Theil der Linse aber mit glänzendem Rand soeben frei in der Vorder-Kammer lag.

Es gelang nicht, die Linse ganz in die Vorder-Kammer hineinzubringen, da die Zonula sie oben und innen noch festhielt; in andrem Falle hätte man jetzt wohl nicht mehr mit der Extraction gezögert. Aber auch so wurde es, nachdem der gefährliche Glaucom-Zustand Ende September noch ein Mal sich wiederholt hatte, klar, dass die friedliche Behandlung unzulässig war.

Herr Geh.-Rath Hirschberg, der inzwischen zurückgekehrt war, schritt daher, sobald dieser zweite Glaucomanfall durch Atropin beseitigt war und man gute Druckverhältnisse für die Eröffnung des Auges hatte, zur Extraction.

Als aber der Knabe fertig zur Operation tief chloroformirt mit leicht erhöhter Körperlage auf dem Operationstische lag, da schlüpft plötzlich die Linse, die man so gut wie möglich mittels Eserin in der Vorder-Kammer festzuhalten versucht hatte, wieder zurück, und von der Operation muss Abstand genommen werden, da es unmöglich ist, aus dem Glaskörper eine Linse herauszufischen.

Nach weiterem Zuwarten trat am 20. October abermals ein heftiger Anfall von Glaucom auf, schwerer noch, als die vorhergehenden, mit andauerndem Erbrechen und furchtbaren Schmerzen. Atropin fruchtet dieses

Mal gar nichts, die Iris schnürt sich fest um die Linse. Die Vorder-Kammer ist aufgehoben. Am folgenden Morgen besteht noch derselbe Zustand bei steinerner Härte. Nunmehr musste etwas geschehen, schon der grossen Schmerzen wegen.

Für das Aufschneiden des Augapfels bestanden jetzt die denkbar ungünstigsten Bedingungen. Die Vorder-Kammer fehlte. Der Glaskörper wäre bei dem hohen Druck, unter dem er sich befand, in Strömen herausgekommen, vielleicht mit, vielleicht auch ohne die Linse. Der verlockende Plan, die Linse mit der Schlinge zu holen, musste daher aufgegeben werden.

Nach reiflicher Ueberlegung wird von Hrn. Geh.-Rath Hirschberg ein andrer Plan beschlossen, um das Auge von dem Glaucom zu befreien, ohne es in die grösste Gefahr zu bringen, d. i. die Durchschneidung der prall gespannten Linse.

Unter tiefer Chloroform-Narkose wird am äusseren Hornhaut-Rande ein haarscharfes Gräfe'sches Starmesser eingeführt, fast bis zum medialen Horn-Haut-Rande vorgestossen und durch eine Hebel-Bewegung der Linse ein kräftiger Schnitt beigebracht. Mit einem hörbaren Ruck geht die angeschnittene Linse in den Glaskörper hinter die Iris zurück.

Von dem Moment der Operation waren die Schmerzen fort, und bis heute hat der Knabe nicht die geringste Empfindung wieder gehabt. Der Druck blieb dauernd normal und das Auge dauernd reizlos.

Man hatte damit gerechnet, dass die Linse schnell sich trüben und quellen würde. Dies geschah aber nicht: Die Linsen-Trübung blieb localisirt, die Kapsel-Wunde muss sich wieder geschlossen haben. — Die Linse ist durchsichtig geblieben, und schon bald nach der Operation bemerkt man sie an normaler Stelle hinter der Iris, und zwar verklebt mit ihr durch eine hintere Synechie.

In diesem Zustande kann ich Ihnen, m. H., heute Abend den Knaben zeigen.

Wäre die Linse, wie erwartet, gequollen, so hätte der Resorption im Glaskörper nichts im Wege gestanden; wären die quellenden Linsenmassen nach vorn gekommen, so hätte man ohne besondere Gefahr für das Auge die Linsen-Extraction vornehmen können. Ich möchte daher nicht ermangeln, dieses Verfahren für ähnliche Fälle zu empfehlen, auch wenn das Glaucom noch nicht eingetreten ist.[1]

b) Ueber Glaucom nach Star-Operation.

c) Sarcom der Iris. (Ist später, 1905, in der Festschrift für Prof. Hirschberg veröffentlicht worden.)

3) Herr F. Mendel: Ueber nasale Augen-, insbesondere Sehnerven-Leiden. (Ist ausführlich im Centralbl. f. Augenh., Febr. 1901, veröffentlicht.)

4) Herr Steindorff: Drei Fälle von Aderhaut-Sarcom.

Vortr. zeigt drei Fälle von Aderhaut-Sarcom, aus Prof. Hirschberg's Anstalt, im mikroskopischen und makroskopischen Präparate. Der erste Tumor, der einer 36 Jahre alten Frau entstammt, war schon mit seitlicher Beleuchtung zu sehen; er ist ausgezeichnet durch seinen Reichthum an grossen blutgefüllten Hohlräumen, die nicht einmal eine endotheliale Wandung besitzen, sondern

[1] Nachschrift. Der reizlose Zustand hat nach der Entlassung fortbestanden. Aber die Sehkraft ist später gesunken, wohl durch Zunahme des präexistirenden Glaskörper-Leidens. — Januar 1901 musste das zweite Auge operirt werden, — mit Erfolg.

von den (Rund-)Zellen der Geschwulst direct begrenzt werden (Sarcoma cavernosum chorioideae, Leber). Der Tumor entspringt aus dem vorderen Theile der Aderhaut nahe dem Ciliar-Körper. Die zweite Geschwulst sass im hinteren Abschnitte; das Röntgen-Bild[1] ist hier zum ersten Male mit Erfolg als Hilfsmittel zur Diagnose intraocularer Tumoren verwendet worden. Auch dieser Tumor ist relativ pigment-arm, seine Zellen haben Spindelform. Alter des Kranken 45 Jahre. Im dritten Falle war das Auge der 70 Jahre alten Frau phthisisch geworden, nachdem es in dem überaus pigmentirten Rundzellen-Sarcom zur Necrose gekommen war; ob letztere durch Thrombosirung bezw. Abknickung von Gefässen oder ob sie durch Mikroben-Einwanderung zu erklären ist, bleibt zweifelhaft.

Sitzung vom 20. Dezember 1900.

1) Herr Steindorff: Neuroparalytische Keratitis nach Verletzung.

Vortr. stellt vor Eintritt in die Tages-Ordnung einen Kranken vor, dem Anfang October eine Stockspitze das linke Auge verletzt hatte. Als er etwa 7 Wochen später Geh.-Rath Hirschberg's Poliklinik aufsuchte, war der Befund folgender: Ptosis, völlige Unbeweglichkeit des Auges, Fehlen jeglicher Pupillen-Reaction, Keratitis neuroparalytica, verminderter Druck, erloschene Sensibilität der Cornea und herabgesetzte im Gebiete des N. supraorbitalis, Atrophia nervi optici. Unter stetem Verband heilte die Keratitis ab, im Uebrigen blieb der Zustand unverändert. Die Blindheit hat der Kranke schon am Tage nach der Verletzung bemerkt; Licht-Erscheinungen im Momente der Verletzung hatte er nicht. Eine feine Narbe am medialen Lidwinkel zeigt an, wo die Stockspitze in die Augenhöhle eindrang. Es handelt sich also um eine intraorbitale, directe Zerreissung des N. opt., oculomot., abd. bei intactem Augapfel. Secundäre Pigment-Anhäufungen durch Zerreissung von Ciliar-Gefässen sind bis jetzt noch nicht zu sehen.

2) Herr Bähr: Ueber Enucleation. (Ist im Centralbl. f. Augenh., März 1901, erschienen.)

3) Herr Fehr: Ueber juvenile Glaskörper-Blutung. (Im Januar- u. Febr.-Heft 1901 des Centralbl. f. Augenh. ausführlich veröffentlicht.)

1901

Sitzung vom 24. Januar 1901.

1) Herr Steindorff stellt eine jugendliche Kranke aus der Poliklinik des Herrn Geh.-Rath Hirschberg vor. Dieselbe war bereits vor 5 Jahren in einer andren Anstalt erst rechts, 3 Monate später links zur Beseitigung der Kurzsichtigkeit operirt. Das Sehvermögen war 2 Jahre lang befriedigend gewesen, dann war es aber allmählich gesunken, so dass von einem zweiten Augen-Arzt rechts 3 Mal, links 1 Mal operirt wurde. Nach einem weiteren halben Jahre erblindete das rechte Auge durch Netzhaut-Ablösung, während die Sehkraft des andren Auges sich hob. Als vor einem halben Jahre auf

[1] Centralbl. f. Augenh., November-Heft 1900. S. 336ff.

dem blinden rechten Auge eine äusserst schmerzhafte Entzündung ausbrach, wurde in einer dritten Anstalt die Neurotomia optico-ciliaris ausgeführt, die aber kaum erheblichen Erfolg hatte. Jetzt sind beide Augen gereizt; das linke Auge sieht mit + 3,0 D sph. = $^5/_{50}$ fast, sein Gesichtsfeld ist von oben her leicht eingeengt, doch besteht keine Netzhaut-Ablösung. Dagegen ist das rechte Auge, in dem sich Iris-Theile und Nachstar-Reste coulissenartig in das Pupillar-Gebiet vorschieben, durch eine ungewöhnlich reiche Neubildung anastomosirender Blutgefässe auf der Iris ausgezeichnet.[1]

Redner erörtert kurz die nicht unbedeutenden Gefahren der Myopie-Operation, die namentlich auch unter ungünstigen äusseren Verhältnissen besonders hervortreten, und ferner die Unzulänglichkeit der Sehnerven-Durch- bezw. Ausschneidung als Ersatz für die Enucleation.

2) Herr Fehr: Ueber gelatinöse Geschwülste der Conjunctiva bulbi.

In Herrn Geh.-Rat Hirschberg's Augen-Heilanstalt wurden im Verlauf der letzten 2 Jahre mehrere gleichartige Fälle einer geschwulst-artigen Veränderung der Augapfel-Bindehaut beobachtet, die im Ganzen selten, aber doch auch schon früher vorgekommen sind.

In 3 Fällen kann ich sie in Abbildungen nach dem Leben und in einem Falle im mikroskopischen Präparate demonstriren.

Es handelt sich um eine wenig erhabene, orange-farbene, spiegelnde Geschwulst in der Augapfel-Bindehaut von durchscheinend gelatinösem Aussehen. Auf der Sklera ist sie verschieblich. Reichliche Gefässe ziehen von der Bindehaut auf die Neubildung und verzweigen sich auf ihr und an ihren Rändern. Sie hat sich stets ganz allmählich entwickelt und macht keine Beschwerden.

Der 1. Fall betrifft einen 19jährigen Mann. Die Geschwulst ist bohnengross und sitzt zwischen Aequator und Hornhautrand, den sie erreicht. Die grösste Erhabenheit, die jedoch nicht 2 mm überschreitet, hat sie an dem temporalen Rande, der einen wallartigen Charakter hat. Nach den andren Seiten läuft sie seicht aus. (Fig. 16.)

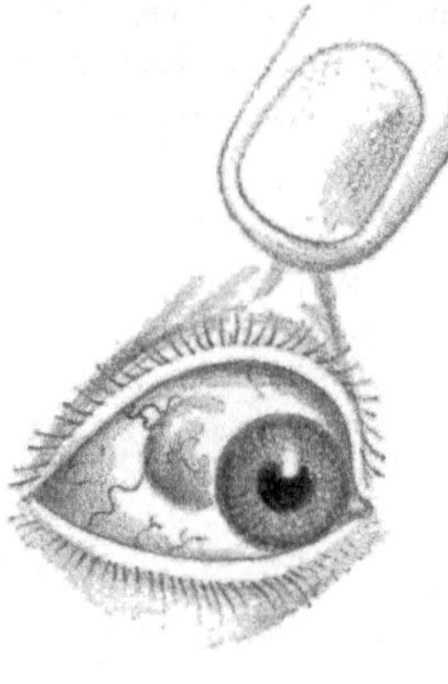

Fig. 16.

Genau dasselbe Bild liefert der 2. Fall bei einem 21jährigen jungen Mädchen. Hier sitzt die bohnen-grosse Geschwulst oberhalb der Hornhaut, die äussere und obere Begrenzung ist scharf und wall-artig, nach unten und innen verliert sie sich im Niveau der Augapfel-Bindehaut und erreicht den Limbus. Für gewöhnlich wird sie vom Oberlid bedeckt, so dass auch hier nicht einmal eine kosmetische Indication zur Operation vorhanden ist. Die Veränderung wird seit 4 Jahren beobachtet. (Fig. 17.)

Im 3. Fall, bei einem 38jährigen Arbeiter, sitzt die Geschwulst weiter entfernt von der Hornhaut, etwas oberhalb der Insertion des M. rectus intern. Ihre Form ist länglich, sie ist 6 mm lang, 3 mm breit und 1—2 mm er-

[1] Nachträglich ist von einem 4. Augen-Arzt der erblindete Augapfel entfernt worden.

haben, ihre Farbe mehr bräunlich; im Uebrigen zeigt sie aber dasselbe Verhalten, wie in den beiden andren Fällen. Der Kranke hat vor $^{1}/_{2}$ Jahre das erste Auftreten der Geschwulst bemerkt. (Fig. 18.) Auf dem andren Auge besteht ein Pterygium, weswegen er die Anstalt aufsuchte. Nach Entfernung des letzteren willfahrt man seinem Wunsch und excidirt leicht die Geschwulst mittels Iris-Pinzette und Scheere. Die Heilung verläuft glatt.

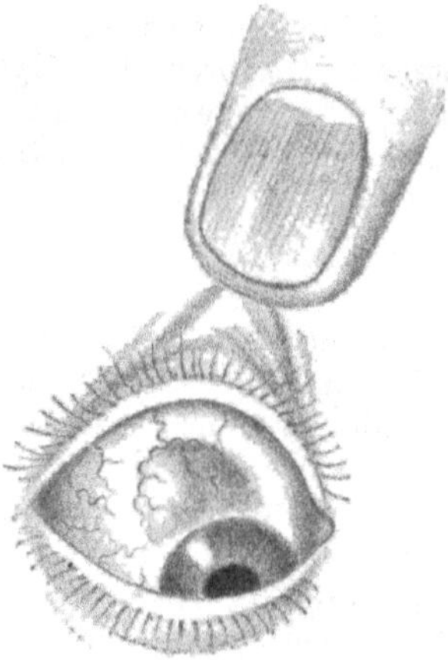

Fig. 17.

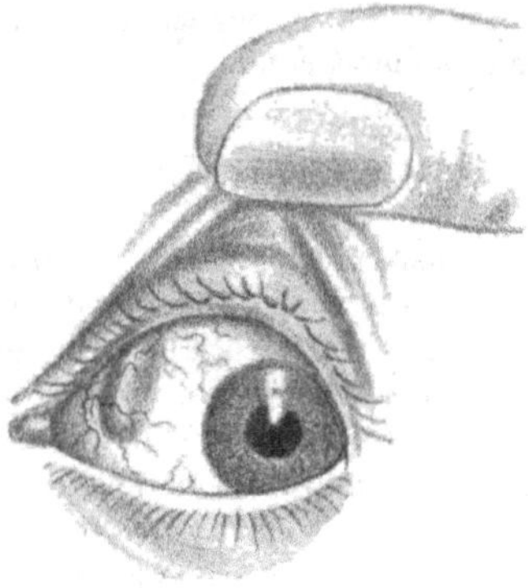

Fig. 18.

Bei der mikroskopischen Untersuchung erweist sich die Geschwulst als eine multiloculäre Cyste im subconjunctivalen Gewebe mit reichlicher Zellen-Anhäufung um die Hohlräume herum. Das Oberflächen-Epithel zieht darüber

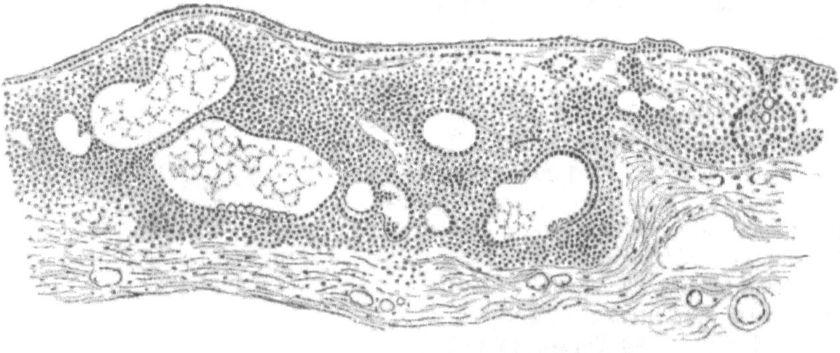

Fig. 19.

hinweg. Die Zellen sind theils Epithelien, theils Lymphocyten. Erstere documentiren sich als Abkömmlinge des Oberflächen-Epithels, da an mehreren Stellen eine Verbindung mit diesem durch Brücken nachweisbar ist. An der Grenze der Geschwulst sieht man, wie das Epithel in Form solider Zapfen in die Tiefe dringt. In dem Centrum der Zellnester besteht Neigung zum Zerfall, und es entstehen Hohlräume, die Drüsen-Hohlräumen ähnlich sind und an vorgeschrittenen Stellen grössere Cysten darstellen. Man hat alle Uebergänge vom ersten Beginn der regressiven Metamorphose, wo eine oder zwei blasige Becherzellen sich im Centrum des sonst soliden Epithel-Kolbens finden, bis zu den grossen Cysten. Die Wand-Bekleidung der mittleren Hohlräume wird von kubischen Epithelzellen gebildet, die zum grossen Theil die blasige, becherzell-artige Aufquellung erfahren haben; in den grossen Hohlräumen ist das wandbildende Epithel abgeplattet. Stellenweise sind die grossen Räume nur durch dünne Zellbalken von einander getrennt und im Begriff zusammenzufliessen. Die Hohlräume sind zum Theil leer, zum Theil haben sie als Inhalt Zellen, Zell Detritus und netzförmige, körnige Fäden, die Mucin oder Eiweiss sind. Zwischen diesen drüsen-ähnlichen Gebilden liegen die Lymphocyten; meist ist die Abgrenzung ganz scharf. Unter dem Oberflächen-Epithel findet man körniges Pigment, theils frei im subconjunctivalen Gewebe, theils innerhalb von Zellen.

Ueber die Entstehung der Bindehaut-Cysten ist immer noch nicht Einigung der Ansichten erzielt. Nach Rogman sind sie das Resultat ausgewachsener Falten und Buchten, nach italienischen Forschern stellen sie Retentions-Cysten der Krause'schen Drüsen dar. Für unsren Fall gilt sicher die von Ginsberg und Vossius angenommene und später auch von Wintersteiner befürwortete Entstehungs-Ursache, dass die Cysten einem in die Tiefe-Wachsen der oberflächlichen Epithelschichten, in denen eine regressive Metamorphose, wohl schleimige Degeneration statthat, ihre Entstehung verdanken. Den Anlass dazu mögen einmal abnorme, angeborene Zustände abgeben — normaler Weise finden sich nur am Limbus solche Epithel-Einsenkungen — oder chronische Katarrhe. Für das Vorhandensein des letzteren spricht in unsrem Falle die reichliche Lymphocyten-Anhäufung, sowie der Befund des Flügelfells am andren Auge.

Dem vorliegenden ähnliche Fälle sind von Jaquet und Schapringer unter dem Namen gutartige cystische Epitheliome der Augapfel-Bindehaut beschrieben.[1]

3) Herr Fehr: Wimpern in der vorderen Augenkammer.

Wimperhaare können durch Verletzung oder durch Operation in's Augen-Innere gelangen. Ersteres ist das Häufigere. 2 Formen von Folge-Zuständen werden beobachtet: 1. Die akute Form; das Haar ist septisch und macht floride Entzündung.[2] 2. Die chronische Form; das Haar ist keimfrei und wirkt nur als Fremdkörper. Als solcher kann es dauernde Reizung bewirken und zu Cysten-Bildung oder zu Entwicklung solider Tumoren den Anlass geben. Oft auch hat das Haar gar keine Störungen gemacht.

Am 18. Mai 1900 kam in Prof. Hirschberg's Augen-Heilanstalt eine 49jährige Dame mit einer frischen Verletzung ihres rechten Auges: Ein grosser Eisen-Nagel war beim Versuch, ihn in die Wand zu klopfen, zurückgesprungen und hatte ihr die Hornhaut durchbohrt. Status praes.: Auge weich, in der Hornhaut etwas unterhalb der Mitte breite, durchbohrende Wunde. Iris und Linse nicht verletzt. Sehschärfe bis auf Fingerzählen herabgesetzt. Behandlung: Bettruhe, Atropin, Verband. Verlauf: 8 Tage lang erheblicher Reizzustand. Fremdkörper aber auch mit Lupe nicht zu entdecken. Nach 14 Tagen Auge reizlos. S = $^5/_{30}$.

---

[1] Anm. des Verf.'s während der Correctur des Gesellschafts-Berichtes: Das im Januar ausgegebene 4. Heft des XLII. Bandes des Arch. f. Augenh. enthält die Veröffentlichung eines dem unsrigen ganz analogen Falles von Dr. Piudikowski. Die Affection wird nach Wintersteiner Naevus pigmentosus cysticus genannt.

[2] Vgl. Hirschberg, Einführung in die Augenheilk. I, S. 60, Anm.

Entlassung. In der Folgezeit weitere Besserung der Sehschärfe bis auf $^5/_7$, Auge dauernd reizlos, aber beständiges Klagen über Druck im Auge. Am 31. December 1900 Entdeckung eines Wimperhaares in der Vorderkammer des reizlosen Augapfels, das sich bisher im Kammerwinkel verborgen gehalten haben muss. Die Spitze des Haares haftet jetzt in der Iris-Oberfläche nahe der temporalen Peripherie, die von einer geringen Menge weisslicher epithelialer Substanz eingescheidete Wurzel berührt unterhalb der Pupillen-Mitte die Descemet und flottirt bei Bewegungen des Auges. Bei zurückgeneigtem Kopfe liegt die Wimper der Iris innig an und entfernt sich von ihr bei Vorbeugen des Kopfes. Dieses Verhalten betimmt Hrn. Geh.-Rath Hirschberg, die Operation in sitzender Stellung der Kranken zu machen. Nach Lanzenschnitt am unteren äusseren Hornhautrande wird bei greller elektrischer Beleuchtung die dem Operateur sofort gereichte geriefte Kapsel-Pinzette eingeführt; mit einem Griff, ehe das Kammerwasser abfliessen konnte, die Wimper gefasst und herausgezogen. Heilungsverlauf glatt. Entlassung nach 12 Tagen mit reizlosem Auge und guter Sehschärfe.

4) Demonstration der mikroskopischen Präparate eines Hautdrüsen-Krebses, der bei einem 51jähr. Herrn zwischen Nasenwurzel und innerem Lidwinkel sich entwickelt hatte.

5) Herr J. Hirschberg: 2 Magnet-Operationsfälle.

6) Herr F. Mendel zeigt zwei Augäpfel aus dem städtischen Krankenhaus Friedrichshain, die ihm von Prof. Kroenig und Prof. v. Hansemann in liebenswürdiger Weise überlassen worden waren. Bei den Patienten hatte der Augen-Hintergrund intra vitam kleine weisse Herde gezeigt, die in beiden Fällen Miliar-Tuberkeln ähnlich sahen.

Die Section ergab in dem einen Falle wirklich Miliar-Tuberculose, im andren aber septische Retinitis.

7) Herr J. Hirschberg: Das Magnet-Operationszimmer. (Veröffentlicht im Juni-Heft des Centralbl. f. Augenheilk. 1901.)

Sitzung vom 28. Februar 1901.

1) Herr Altmann: Ueber die Grenzen der conservativen Glaucom-Behandlung.

Die Therapie des Glaucom ist vorwiegend eine chirurgische. Aber gewisse Fälle, bei denen die Iridectomie entweder technisch schwer ausführbar oder nicht ganz unbedenklich ist, z. B. bei Glaucom im einzigen Auge mit complicirendem Thränensack- und Herzleiden[1], haben von jeher den Wunsch gezeitigt, ein Mittel zu besitzen, das gegebenen Falles die Iridectomie ersetzen könnte. Die Miotica sind allerdings ein vorzügliches Hilfsmittel, aber kein eigentliches Heilmittel. Wendet man sie an, so darf der Patient nie aus den Augen gelassen werden, damit man bei den ersten Anzeichen einer Verschlechterung ohne Schaden für den Kranken noch rechtzeitig operiren kann.

Die vorgestellte 52jähr. Kranke wurde 1888, also vor 12 Jahren, wegen subacutem Glaucom aufgenommen und sollte iridectomirt werden, aber die sogleich vorgenommenen Eserin-Einträufelungen beseitigten den Anfall, wie einige spätere in den folgenden Jahren. Sehkraft und Gesichtsfeld blieben

[1] Vgl. Prof. Hirschberg's 25jährigen Bericht, S. 23.

dauernd normal. Erst als Ende 1900 der Beginn der Aushöhlung und eine ganz leichte Gesichtsfeld-Einengung festgestellt worden, wurde die Iridectomie ausgeführt, mit gutem Erfolg.

Der 2. Fall betrifft eine 62 jährige Frau, die drei Anfälle von acutem Glaucom unter Eserin vollkommen gut überstand, 1892, 1893, 1894; im folgenden Jahre wurde sie, da der erste Beginn der Aushöhlung sich zeigte, iridectomirt und hat nunmehr seit 6 Jahren gute Sehkraft und normales Gesichtsfeld beibehalten. (Vgl. 25 jährigen Bericht, S. 34, F. 2.)

2) Herr Fehr stellte 2 Fälle von schwerer Form der Keratitis diffusa e lue congenita vor. Die Schwere des Augenleidens entspricht der Schwere der Allgemein-Erkrankung, die in beiden Fällen auch zu einer Labyrinth-Erkrankung und vollständiger Ertaubung geführt hat. Die Malignität des Augenleidens besteht im 1. Falle, bei einem 17 jährigen jungen Mädchen in der ausserordentlich dichten Hornhaut-Trübung links, die zeitweise einen abscess-artigen Charakter hatte, in Drucksteigerung und Vergrösserung des Augapfels; in dem 2. Falle, bei einem 19 jährigen jungen Manne, in Secundär-Glaucom nach ringförmiger Verwachsung der Iris links. In beiden Fällen wurde von Herrn Geh.-Rath Hirschberg die Iridectomie gemacht, die das Glaucom beseitigte, die Sehschärfe des schlechteren Auges aber nur wenig bessern konnte, da das Glaucom bereits zu weit vorgeschritten gewesen.

3) Herr Krönig: Die Bedeutung der Lumbalpunction für die Ophthalmologie.

Nach einleitenden, die Anatomie und Physiologie der Lumbalpunction betreffenden Bemerkungen geht Vortr. ausführlicher ein auf die Mittheilung von Untersuchungen, welche zum Zweck hatten, Vergleiche anzustellen zwischen der ophthalmoskopischen und lumbal-manometrischen Methode bezüglich der frühzeitigen Erkennbarkeit von Hirndruck-Steigerungen. Es ergab sich dabei das interessante Resultat, dass Cerebrospinaldrücke, welche die Norm weit übertrafen, d. h. Drucksteigerungen, welche sich in der Höhe zwischen 400 und 750 mm Wasser bewegten, ophthalmoskopisch mehrfach nicht erkennbar waren, vielmehr mit ganz normalem Augenhintergrund-Befund einhergingen.

Des Weiteren zeigte sich die Druckmessung der ophthalmoskopischen Untersuchung überlegen in der ätiologischen Analyse secundärer Papillen-Atrophien. Druckmessung sowohl wie histologische Untersuchung des Punctats konnten den primären anatomischen Process mit Sicherheit eruiren, was ophthalmoskopisch nicht möglich gewesen war.

Bezüglich der pathologisch-anatomischen Natur der Stauungs-Papille endlich liessen sich gleichfalls mittels der histologischen Untersuchung des Lumbalpunctats zuverlässige Aufschlüsse gewinnen, insofern das Fehlen von entzündlichen Elementen im Punctat unzweideutig für die Natur eines reinen Stauungs-, nicht eben immer entzündlichen Vorgangs in der Papille ausgesprochen werden musste.

4) Herr Steindorff hat die mikroskopischen Präparate einer himbeerartigen Lidgeschwulst von Kirschkern-Grösse aufgestellt. Die Geschwulst sass fest unter der Conjunctiva tarsi und legte sich leicht über den Lidrand. (In Figur 20 zeigt a das gewöhnliche Verhalten, b das Aussehen bei herabgezogenem Unterlid.) Das Präparat zeigt eine spärliche Entwicklung des Bindegewebes. Der vielfach zerklüftete polypöse Tumor ist von einem

vielschichtigen, theils kubischen, theils platten Epithel überzógen. Die Neubildung charakterisirt sich als Fibroma papillare. Der Patient war 47 jährig.

Sitzung vom 28. März 1901.

1) Herr Mühsam stellt ein 7jähr. Mädchen aus der öffentlichen Sprechstunde des Herrn Prof. Hirschberg vor, das, bei normalem Befunde des rechten Auges, auf dem linken das Bild des theilweisen Sehnerven-Schwundes darbietet. Die Sehkraft ist auf diesem Auge auf Fingerzählen in 2 m herabgesetzt, das Gesichtsfeld eingeschränkt. Die Anamnese ergiebt 1. dass das Kind mit der Zange geholt ist; 2. dass sofort das linke Auge geschwollen und vorgetrieben gewesen; 3. dass die Sehkraft des linken Auges immer schlecht gewesen. In der That finden sich am Stirnbein und am Kinn Narben als Reste der Löffel-Eindrücke.

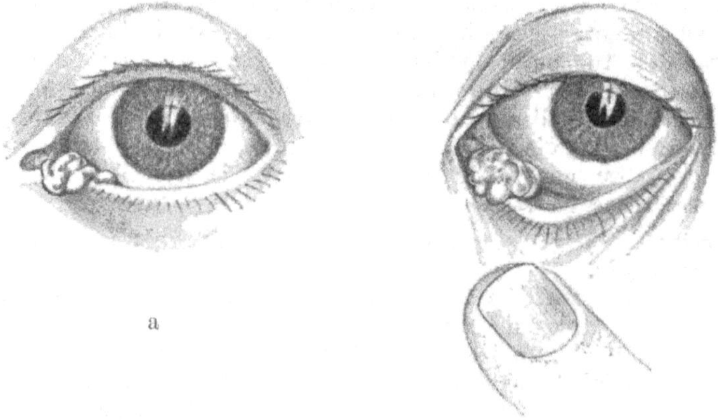

a b

Fig. 20.

Fälle dieser Art sind zum Glück recht selten. Praun hat in seinem vortrefflichen Werk über Verletzungen des Auges (1899, S. 471—474) die Verletzungen der Orbita und des Auges, welche durch Zangen-Entbindung erfolgt sind, zusammengestellt. Danach dürfte im vorliegenden Fall eine Fractur des Orbital-Daches durch die Zangen-Einwirkung anzunehmen sein, die später soweit heilte, dass ausser der Beeinträchtigung des Sehnerven keine weiteren üblen Folgen zurückblieben.[1]

2) Herr F. Mendel berichtet über 2 Fälle von Miliar-Tuberculose, die er im Krankenhaus Friedrichshain beobachtet hat, und zeigt die bei der Section gewonnenen Präparate der Bulbi, die nach Abziehen der Netzhaut auf's Klarste die Tuberkel in der Aderhaut erkennen lassen.

3) Herr F. Mendel: Ueber einen Fall von Star-Operation bei angeborenem Iris-Mangel. (Im Centralbl. f. Augenheilk., Juni 1901, S. 173, veröffentlicht.)

4) Herr J. Hirschberg: Magnet-Operationsfall.

5) Herr Ginsberg: Mikroskopische Präparate von Glia in Sehnerv und Papille.

[1] Vgl. Bruno Wolff, Ueber Augenverletzungen des Kindes bei der Geburt. Festschrift f. Prof. Hirschberg, 1905, S. 311.

6) Herr Steindorff: Demonstrationen.

a) Nach einem Trauma, das der jetzt 35jährige Kranke im Alter von 12 Jahren erlitt, (Wurf mit Schlacke gegen das Auge) vergrösserte sich das rechte Auge unter gleichzeitiger Verschlechterung der Sehkraft. Bald darauf traten an dem immer mehr wachsenden Auge Anfälle unerträglich schmerzhafter Entzündungen in immer kürzeren Pausen auf. Patient wurde Jahre lang in der Privat-Sprechstunde des Herrn Prof. Hirschberg beobachtet und ihm die Enucleation angerathen. Endlich kommt der Patient in die Hirschberg'sche Klinik mit heftig gereiztem, an Glaucom erblindetem rechten Ochsenauge, das anfängt zu degeneriren; die stark vorgewölbte, verdünnte Hornhaut droht zu perforiren. Enucleation. Der Bulbus ist 36 mm lang, 28 mm breit und ebenso hoch. Eine makroskopisch als Intercalar-Staphylom aufgefasste Scleral-Ausbuchtung zeigt sich in dem aufgestellten mikroskopischen Präparate als eine eigenartige 4 mm lange Ectasie zwischen Corneoscleralgrenze und Iriswurzel, also vor dieser; sie liegt in der Gegend des Schlemm'schen Kanals, und ist von Bindehaut bedeckt. Die Iriswurzel ist auf einen schmalen Pigmentsaum atrophirt und verlegt den Kammerwinkel, gegen den sie angepresst ist. Excavatio papillae.

b) Zwei Bulbi mit Glaskörper-Abscess, der eine nach durchbohrender Hornhautwunde, der andre nach intra-oculärem Eisen-Splitter entstanden. Beide Male waren die Bulbi schon relativ reizlos geworden, als plötzlich einsetzende heftige Zeichen innerer Eiterung die Enucleation nöthig machten.

7) Herr Fehr demonstrirt die klinischen Bilder, sowie die mikro- und makroskopischen Präparate von 3 Fällen von Aderhaut-Sarcom aus Prof. Hirschberg's Anstalt, von denen zwei besonderes Interesse beanspruchen: In dem ersten waren als Frühsymptom schwarze punktförmige Beschläge auf Iris und Descemet im Leben beobachtet. Im mikroskopischen Präparat zeigt es sich, dass die melanotische Geschwulst, die sich in der vorderen Aderhaut entwickelt und den Ciliarkörper mit ergriffen hat, bis an die Wandung des Kammerwinkels vorgedrungen ist, und dass Pigment-Körnchen und -Kügelchen übertreten in den Canalis Schlemmii und die Kammerbucht und sich auf Iris und Descemet deponiren.

In dem 2. Fall hat sich der Tumor in unmittelbarer Nachbarschaft der Papille in der Aderhaut entwickelt, er hat den Sehnerven umwachsen und die Papille ausgezogen. Der Sehnerv ist secundär ergriffen. Interessant ist der verschieden-artige Modus der Ausbuchtung. Dieselbe geschieht einmal auf dem Wege der hinteren kurzen Ciliar-Gefässe in die Sehnerven-Scheiden hinein, zweitens im Sehnerven selbst innerhalb des interstitiellen Gewebes, und zwar erfolgt der Einbruch in den Sehnerven von den Seiten in die durch die Geschwulst ausgezogene und atrophische Papille.

Die ausführliche Veröffentlichung dieser beiden Fälle wird später erfolgen. In dem 2. war die Röntgen-Darstellung der Geschwulst gelungen.

In dem 3. Fall, bei einem 80jährigen Greis, war die Diagnose einige Zeit wegen totaler Glaskörper-Trübung erschwert, zumal auch auf dem andren sehkräftigen Auge Glaskörper-Trübungen und Zeichen von Arterien-Erkrankung sich vorfanden.

Sitzung vom 23. Mai 1901.

1) Herr F. Mendel: Präparate von Chorioideal-Tuberkeln.

2) Herr F. Mendel: Magnet-Operationsfall.

3) Herr J. Hirschberg: Doppelte Durchbohrung des Auges durch einen Eisen-Splitter, der in die Orbita drang.

Am 20. Mai 1901 kam der 35jährige Schlosser G. D. zur Aufnahme, — eine Stunde nach Verletzung seines linken Auges. Beim Gewinde-Bohren war der stählerne Gewinde-Bohrer geplatzt; G. D. hatte ihn durch Meissel und Hammer zu lösen gesucht: hierbei war ihm ein Splitter in's linke Auge geflogen. Sofort sah er alles röthlich und machte sich auf den Weg.

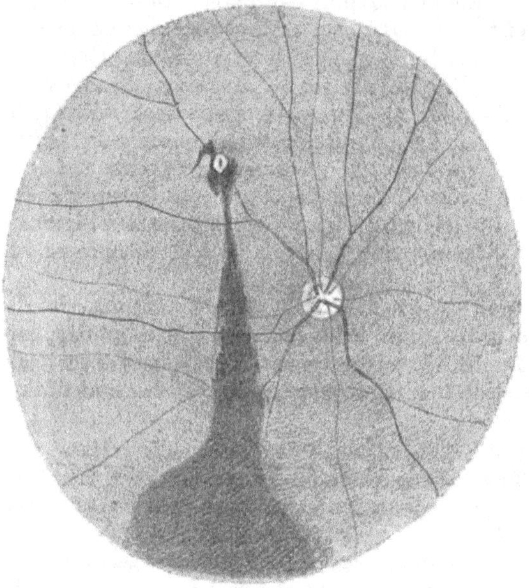

Fig. 21.

S rechts = $^5/_7$, links $^5/_{15}$. Das linke, verletzte Auge ist nur wenig geröthet und zeigt in der Hornhaut, nahe dem nasenwärts gelegenen Saum, eine kleine, verharschte Wunde; dahinter ein kleines Loch im Umfang der Regenbogenhaut, sternförmige Unterlaufung im mittleren Bereich der hinteren Rinde. Nach künstlicher Erweiterung der engen Pupille erkennt man den Sehnerven deutlich (Fig. 21) und etwa 3 mm nasenwärts und 8 mm nach oben von dem letzteren eine kleine, helle Stelle im Augengrund, wo offenbar ein Eisen-Splitter eingeschlagen war: von hier aus zog eine mächtige Blutung, dreieckig sich verbreiternd, dicht vor der Netzhaut nach unten. Sichtbar war der Splitter keineswegs. Dazu die Sideroskopie völlig negativ. Unter diesen Umständen beschränkte ich mich selbstverständlich darauf, den grossen Hand-Magneten und danach den Riesen-Magneten an das Auge zu bringen. Der Verletzte hatte keine Empfindung. Am folgenden Morgen wurden Sideroskopie und Anlegen des Magneten wiederholt, völlig negativ. Nunmehr gewann ich die Ueberzeugung, der riesenstarke Mann hat so stark zugeschlagen, dass der kleine Splitter hinten zum zweiten Mal den Augapfel durchbohrt hat und in der Orbita liegt. Hier dürfte er wenig schaden. Diese Ueberzeugung ist durch das Röntgen-Bild bestätigt, welches Herr Dr. Cowl die Güte hatte, am 22. Mai 1901 anzufertigen. Man erkennt deutlich (Fig. 22), dass der Fremdkörper hinter dem Augapfel in der Orbita liegt.

(Am 6. Juli 1901 wurde der Verletzte mit ziemlich reizlosem Auge entlassen. Dasselbe hat S = $^5/_{15}$, ein normales Gesichtsfeld, umschriebene Linsen-Trübung, eine gelbliche Stelle im Augengrunde und, von da ausgehend, Reste von Blutungen. April 1905 befriedigender Zustand des Augapfels.)

Unter den so zahlreichen Eisen-Splitter-Verletzungen, die ich im ersten Jahrzehnt meiner Praxis vor Einführung des Magneten beobachtet und unter den nahezu 270 Magnet-Operationen, die ich in den folgenden 20 Jahren verrichtet, hatte ich einen einzigen Fall, im Jahre 1890, beobachtet, wo ein gewaltiger Hammerschlag den Splitter zwei Mal durch die Augenhäute hindurch getrieben hat.[1] Aber damals fehlten uns Röntgen-Bild und verlässliches Sideroskop: die Diagnose der doppelten Durchbohrung wurde erst nach der Entfernung des erblindeten Augapfels sicher gestellt.

In diesem 2. Fall ist es mir gelungen, allerdings gestützt auf die frühere Erfahrung, und unterstützt vom Sideroskop, schon am ersten Tag der Verletzung die Diagnose richtig zu stellen und durch das Röntgen-Bild alsbald bestätigen zu lassen. Das Auge ist erhalten.

So fest ich überzeugt bin, dass man in jedem Fall ganz frischer Eisensplitter-Verletzung den Fremdkörper sofort herausziehen muss; ebenso sehr betone ich die Nothwendigkeit einer vollkommen sicheren Diagnose, die ja in einzelnen Fällen nicht so leicht ist.

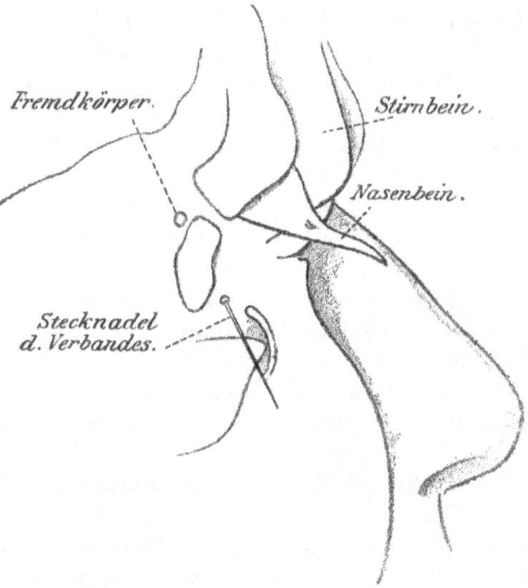

Fig. 22.

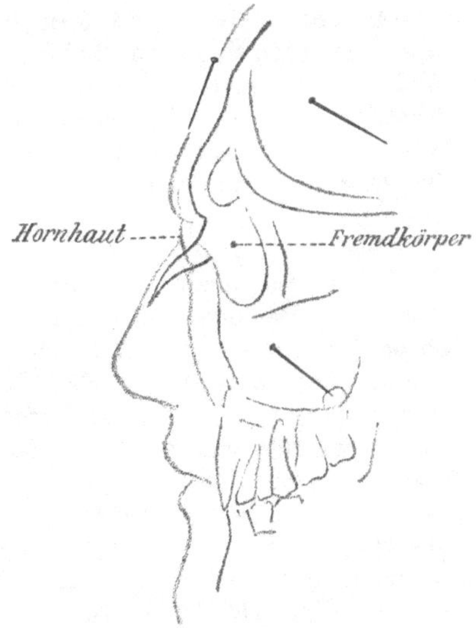

Fig. 23.

Ich möchte bei dieser Gelegenheit auch noch erwähnen, dass ich einen Fall von Kupfer-Splitter-Verletzung des Auges mit doppelter Durchbohrung und gutem Erfolge der abwartenden Behandlung beobachtet habe.

Ein 20jähriger Offizier kam 48 Stunden nach der Verletzung zur Aufnahme. Er hatte hinter einem Soldaten gestanden, der aus Versehen eine zweite Patrone in den Lauf geschoben; die vordere explodirte bei offener Kammer: die Kugel ging aus dem Lauf, zugleich platzte die hintere Patrone und verletzte den Offizier. Am nächsten Morgen Sehstörung, worauf er zu mir reiste. Die Hornhaut des rechten Auges zeigte nach aussen-unten vom Mittelpunkt eine verharschte Wunde von 1 mm Länge, dahinter war ein Riss der Vorderkapsel sichtbar, aus dem gequollene, trübe Linsen-Massen hervortreten, darunter ein Riss im Sphincter. Fremdkörper nicht sichtbar. Das Röntgen-Bild (Fig. 23) zeigte einen äusserst feinen Metall-Splitter, von dem zunächst angenommen werden musste, dass er noch in den hinteren Theilen des Augapfels stecke. (In der stark verkleinerten Figur ist der

[1] Elektromagnet II. Aufl., S. 46 und Arch. f. O. XXXVI, 2, S. 75.

Fremdkörper zu gross gerathen.) Jeder Versuch der Ausziehung des Splitters schien verboten; aber auch jeder Eingriff in die Linse wurde vermieden, und die spontane Auflösung abgewartet, die bei dem jugendlichen Alter des Verletzten wohl zu erwarten stand. 15 Monate nach der Verletzung war S = $^5/_7$, Gesichtsfeld und Augengrund normal, ein Fremdkörper oder eine Wund-Narbe im Augengrund nicht sichtbar. Wiederholte Röntgen-Aufnahmen waren völlig negativ. Man kann immerhin vermuthen, dass der winzige Kupfer-Splitter sich aufgelöst habe. Doch bleibt dies natürlich eine Vermuthung.

In der Discussion spricht Herr Cowl über die Aufnahme von Röntgen-Bildern der Augen.

4) Herr Crzellitzer: Fall von totaler Iris-Einstülpung.

5) Herr Fehr: Vorstellung dreier Fälle der selbständigen Form der Neuro-retinitis e lue congenita aus Prof. Hirschberg's Poliklinik[1] und Demonstration von farbigen Abbildungen der ophthalmoskopischen Befunde. Die Kinder sind im Alter von 9 Monaten, 6 und 12 Jahren und illustrieren die verschiedenen Stadien der Krankheit. Der 1. Fall kam ganz frisch vor 3 Monaten in Behandlung; der Mutter fiel auf, dass das Kind die Augen rollte und nicht mehr nach vorgehaltenen Gegenständen griff. Lues ist sicher. Mater a marito infecta. Das Kind kam mit Pemphigus an Handteller und Fusssohle zur Welt. Status pr.: Schlecht entwickeltes Kind. Augen reizlos, Unruhe der Augen, keine Fixation, träge Pupillen-Reaction. Beiderseits schwere Neuro-Retinitis exsudativa: staubförmige Glaskörper-Trübungen, an Stelle des Sehnerven ausgedehntes bläuliches Exsudat, überall, besonders in der Peripherie, kleine helle, röthliche Herde und zarte Pigmentpunkte. Eclatanter Erfolg der Schmierkur: das Kind blühte auf, die Augen wurden ruhiger, es fixiert jetzt deutlich und greift nach allem, was ihm vorgehalten wird.

Jetzt besteht folgender Zustand: Hintergrund klar, der unscharf begrenzte Sehnerv ist grau-grünlich und blass, in seiner Umgebung und im Centrum Netzhaut noch trübe. Ueber grosse Strecken hin Entfärbung des Pigment-Epithels durch dicht gedrängte helle Stippchen; über den ganzen Augengrund ausgesät sind scharf umschriebene, hell-röthliche Flecken, ganz vereinzelt weisse Aderhaut-Herde. Pigment-Herde sind spärlich, ähnlich denen bei Retinitis pigmentosa, so auch schwarze Einscheidungen der Arterien. In der Peripherie dunkel gefärbte Flächen, denen helle Flecken und Pigmentpunkte ein scheckiges Aussehen geben.

Der 2. Fall, ein 6jähriges Mädchen, kam mit einem Rückfall der Krankheit in Behandlung. Unter zahlreichen alten chorio-retinitischen Veränderungen fanden sich links frische bläuliche Exsudate und staubförmige Glaskörper-Trübungen. Allmähliche Rückbildung der letzteren unter energischer Quecksilberkur. Jetzt ähnliches ophthalmoskopisches Bild wie im vorigen Falle, nur reichlichere Pigmentirungen und noch auffälligere schwarze Gefäss-Einscheidungen.

Der 3. Patient, ein 12jähriger Junge, ist einer von den Fällen, die der citirten Abhandlung von Herrn Geh.-Rath Hirschberg zu Grunde lagen. (Fall 1, Willi N.) Die Beobachtungen vom 10. Lebensmonat bis zum 7. Jahre sind ausführlich veröffentlicht worden.

---

[1] Vgl. Hirschberg, Ueber Netzhaut-Entzündung bei angeborener Lues. Deutsche med. Wochenschr. 1895, Nr. 26 u. 27 u. Centralbl. f. Augenh. 1895, S. 233.

Diese Demonstration soll einen Nachtrag liefern: die bis zum 5. Jahre sich häufenden Rückfälle sind nach dem 7. ausgeblieben. Die Besserung der Sehschärfe war andauernd, und die gefürchtete Netzhaut-Ablösung ist nicht aufgetreten. Jetzt ist

$$S \begin{matrix} R - 6\,Di > {}^5/_{15} \\ L = \text{Finger in 3 Fuss,} \end{matrix} \quad \text{Gesichtsfeld normal.}$$

Links Sehnerv blass, die Gefässe etwas eng und stellenweise schwarz eingescheidet. Viele schwarze Pigment-Flecke meist in Form kleiner Punkte und Ringe, hier und da als staubförmige Anhäufungen. In die Augen springen grosse, scharf umschriebene, schwarz umränderte, atrophische Aderhaut-Herde. In der Peripherie dunkle Verfärbungen und scheckige Herde. Von den traubenförmigen, aus dicht gedrängten Beeren bestehenden, bläulichen Massen, deren Auftreten im 4. Lebensjahre beobachtet worden war, ist nichts zu entdecken. Rechts ist der Sehnerv röthlich, im Uebrigen sind die Veränderungen ähnlich wie links, nur von geringerer Ausdehnung.

6) Herr J. Hirschberg: Fall von geheilter schwerster sympathischer Ophthalmie, 23 Jahre lang beobachtet.

7) Herr Fr. Schöler: Zur Frage der Hornhaut-Erosionen. (Veröffentlicht im Juni-Heft des Centralbl. f. Augenheilk. 1901.)

Sitzung vom 27. Juni 1901.

1) Herr F. Mendel: Ein Fall von ringförmiger Netzhaut-Ablösung.

Vortr. stellt ein 9jähriges Mädchen vor, das in den letzten Tagen Prof. Hirschberg's Poliklinik aufsuchte. Vor 2 Jahren war derselben von einem andren Kinde eine Bürste in's rechte Auge geworfen worden. Während links die Sehschärfe eine normale ist, werden rechts nur Hand-Bewegungen in nächster Nähe erkannt. Ophthalmoskopisch zeigt sich eine ausgedehnte Netzhaut-Ablösung, die von allen Seiten bis zur Papille reicht. (Siehe Fig. 24, a. B. des rechten Auges.) Im oberen wie im unteren Theile der Netzhaut zieht eine bogenförmige Falte von hellglänzender weisser Farbe.

(Die in die Zeichnung eingeschriebenen Zahlen bedeuten diejenige Anzahl von Dioptrien, mit welchen die betreffende Stelle am besten gesehen wird.)

Im Jahre 1892[1] wurde aus Prof. Hirschberg's Augenheilanstalt ein ganz ähnlicher Fall von Dr. Dahrenstädt veröffentlicht, in welchem die durch Trauma abgelöste Netzhaut einen geschlossenen Ring rings um die Mitte bildete.

2) Herr Fehr: Fall von primärer, bandförmiger Hornhaut-Trübung.

Vortr. stellt einen Fall von primärer bandförmiger Hornhaut-Trübung vor und berichtet über zwei andre in Prof. Hirschberg's Klinik gemachte Beobachtungen dieser seltenen Krankheit, die schon 1869 von A. v. Graefe klassisch beschrieben ist. Der Vorgestellte ist ein 59jähriger, geisteskranker Kunstmaler. Beiderseits trägt die Hornhaut entsprechend der halbgeöffneten Lidspalte eine querverlaufende, bandförmige, bräunliche Trübung, die, mit der Lupe betrachtet, in feinste Pünktchen sich auflöst. Die Sehschärfe ist noch

[1] Centralblatt für Augenheilkunde, 1892, S. 70.

verhältnissmässig gut = $^5/_7$, das Gesichtsfeld aber zeigt links bereits eine ominöse, nasale Einschränkung. Dabei ist der Druck nicht tastbar gesteigert und der ophthalmoskopische Befund normal, wie überhaupt zur Zeit noch keine weiteren Complicationen sich nachweisen lassen.

Die beiden andren Fälle betrafen Greise von über 70 Jahren. Der erste, in 71 jähriger Arzt, kam im Jahre 1886 in Hrn. Geh.-Rath Hirschberg's Behandlung. Er litt zugleich an Arthritis der Finger. Links war die Sehschärfe unverhältnissmässig schlecht, so dass schon weitere Complicationen anzunehmen waren. Obwohl der Druck nicht hoch und das Gesichtsfeld noch normal war, wurde ihm doch sofort die Iridectomie angerathen. Zu dieser konnte er sich jedoch erst 1 Jahr später entschliessen, als beider-

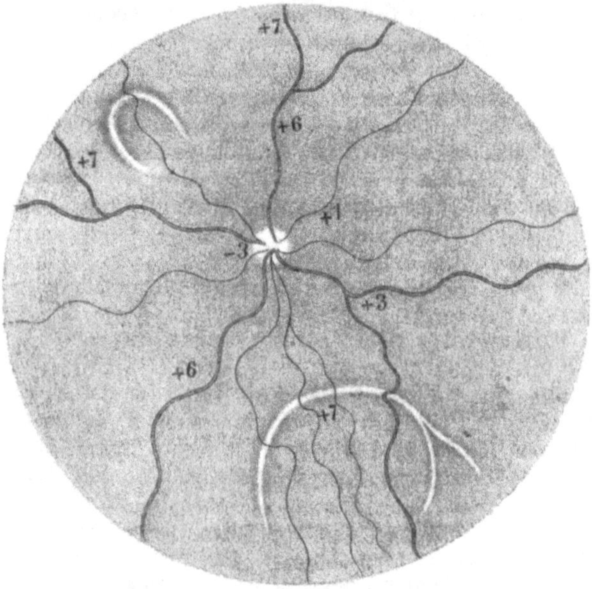

Fig. 24.

seits ein subacutes Glaucom sich eingestellt hatte. Die auf beiden Augen nacheinander vorgenommene Operation hatte den Erfolg, dass rechts die Sehschärfe dauernd gut blieb, links jedoch dieselbe nach anfänglicher Besserung wieder verfiel, und zwar, wie sich bald herausstellte, in Folge fortschreitender Chorioretinitis centralis. Sehr bemerkenswerth war hier die rissige Aufschilferung der gichtischen Hornhaut-Trübung, die in atypischer intermittirender Weise bis zu dem im 82. Lebensjahre erfolgenden Tode des Kranken sich hinzog, zwar viele Störungen verursachte, aber doch ein mässiges Sehvermögen bis zum Tode gestattete.

Der andre Fall, ein Mann von 72 Jahren, kam zum ersten Mal im Jahre 1887 zur Beobachtung mit der klassischen Form der bandförmigen Trübung, die in der Breite von 4 mm quer über die ganze Hornhaut zieht und nur einen schmalen Randstreif von 1 mm frei lässt; damals war die S noch = $^1/_2$ und weiter keine Veränderungen zu constatieren. 4 Jahre später kehrte er wieder mit erheblicher Verschlechterung der Sehschärfe in Folge von Chorioretinitis centralis. Dabei ist der Druck nicht tastbar erhöht und die Aussengrenzen des Gesichtsfeldes sind normal. 1893 wird erst das rechte und, da danach die Sehschärfe sich bessert, auch das linke Auge iridectomirt. Aber die Besserung der Sehschärfe ist nicht von Dauer und unter Vermehrung der Veränderungen in der Netzhautmitte wird die Sehschärfe mittelmässig. Bei der letzten Prüfung im Jahre 1897 sah das rechte Auge nur noch Finger in 2', das linke in 5'. Das Auftreten von Glaucom aber wurde vermieden.

Die 3 Fälle bewegen sich in dem Rahmen der Anschauung, die wir erfahrungsgemäss von dem Wesen der Krankheit gewonnen haben: nämlich dass wir es bei der prim. bandförmigen Hornhaut-Trübung mit einer, wie Best sich ausdrückt, verminderten Lebens-Energie der Hornhaut zu thun haben, deren Ursache wohl in einer von den Gefässen ausgehenden Ernährungsstörung zu suchen ist. Letztere macht sich in späterer Zeit auch an andren Theilen bemerkbar als Iridocyclitis, Chorioretinitis und besonders häufig als Glaucom. Welcher Art die Gefäss-Erkrankung ist, lässt sich nicht sicher sagen; vielleicht ist es eine reine senile Form, vielleicht spielt die Gicht eine Rolle, worauf schon Nettleship hingewiesen hat, da bei ihr Gefäss-Erkrankungen ein ziemlich häufiges Vorkommniss sind, ferner die Ernährungs-Flüssigkeit, die nach Leber die Quelle für die Kalk-Ablagerung abgiebt, einen grösseren Gehalt an Kalksalzen besitzt, als in der Norm.

3) Herr Lehmann: Ueber akute doppelseitige, retrobulbäre Neuritis.

Vortr. berichtet über einen Fall von akuter, doppelseitiger, retrobulbärer Neuritis, den er bei einem an Magen-Carcinom leidenden Patienten zu beobachten Gelegenheit hatte. Das Sehnerven-Leiden hatte innerhalb drei Wochen unter Bildung grosser, centraler Skotome ohne periphere Einengung des Gesichtsfeldes und unter ganz geringfügigen, vorübergehenden, papillitischen Erscheinungen zur fast völligen Erblindung geführt. Nach zwei Monaten war jedoch wieder volle Sehschärfe eingetreten bei Abblassung der temporalen Papillenhälften und mit Hinterlassung kleinster centraler, relativer Skotome. Dieser Befund blieb der gleiche bis zu dem ein halb Jahr später erfolgtem Tode. — Die histologische Untersuchung beider Sehnerven bis zum Chiasma ergab dasselbe Resultat, wie bei den bisher untersuchten Fällen retrobulbärer Neuritis — eine interstitielle Neuritis des papillo-macularen Bündels, die in diesem Falle vornehmlich in der Gegend des Eintritts der Gefässe und in geringem Maasse im Canal. optic. eingesetzt hatte. — Da ein andres ätiologisches Moment sich bei dem Patienten nicht auffinden liess, so müsste die Neuritis mit dem Magencarcinom in Verbindung gebracht werden, ein äusserst seltenes, bisher nur 3 Mal beobachtetes Vorkommen. Vortr. glaubt jedoch nicht, dass es sich hier um einen directen Einfluss eines carcinomatösen Giftes auf die Nerven handelt, sondern nimmt eine Intoxication durch Ptomaine an, für deren Entwicklung bei Magencarcinom besonders günstige Gelegenheit gegeben ist.

An den Vortrag schloss sich eine Demonstration von Weigert-Präparaten aus den verschiedenen Theilen des Sehnerven.

4) Herr Steindorff: Präparat von Glaskörper-Abscess.

5) Herr F. Mendel: Ueber Star-Ausziehung bei Hochbetagten. (Veröffentlicht im August-Heft des Centralbl. f. Augenheilk., 1901.)

Sitzung vom 25. Juli 1901.

1) Herr F. Mendel: Juvenile Tabes mit Sehnerven-Atrophie.

2) Herr Pope (aus Madras a. G.): Ueber Star-Operation in Indien. (Veröffentlicht im September-Heft des Centralbl. f. Augenheilk., 1901.)

3) Herr J. Hirschberg: Ein Fall von Aderhaut-Geschwulst. (Veröffentlicht im August-Heft des Centralbl. f. Augenheilk. 1901.)

4) Derselbe: Ueber Linsen-Verschiebung.

Ein 11jähriger Knabe, aus gesunder Familie, normal geboren und regelmässig entwickelt, von klein auf schwachsichtig, wird gebracht, da mit den grösseren Anforderungen der Schule die Sehschwäche störender sich geltend macht.

Augäpfel von normaler Grösse und Form, nicht zitternd. Die Iris liegt schläfenwärts tiefer und schlottert hierselbst bei den Bewegungen des Augapfels. Pupillen-Bewegung normal. Bei der Durchleuchtung erkennt man

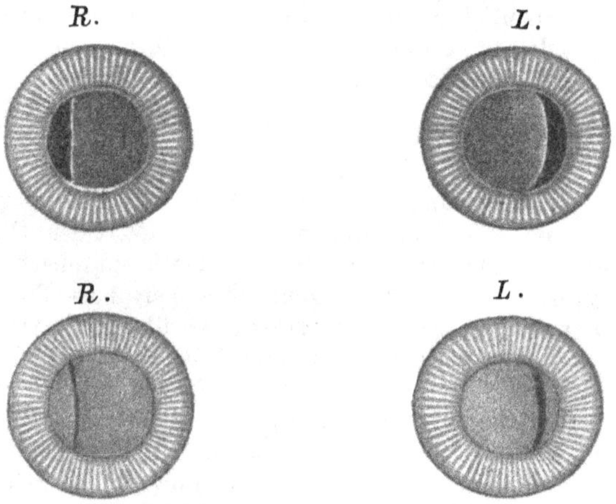

Fig. 25.

beiderseits, dass die durchsichtige Linse nasenwärts verschoben ist. Links ist der schwarz erscheinende Linsenrand convex nach der Schläfenseite zu und wohl noch einmal so breit, als rechts. Rechts ist die Linie nicht convex gegen die Schläfenseite zu, sondern mehr geradlinig, ja leicht concav. Also hat die rechte Krystall-Linse die Kartenherz-Form, wie sie gelegentlich, jedoch nur selten, bei angeborener Verkleinerung der Linse (Coloboma lentis) beobachtet wird. Bei focaler Beleuchtung erkennt man deutlich den Unterschied zwischen dem linsenhaltigen Theil der Pupille und dem linsenlosen, indem ersterer leicht grau erscheint durch Reflexion des Lichts. Der Linsen-Rand erglänzt goldgelb, aber nicht wenn man den Lichtkegel unmittelbar darauf richtet, sondern nur dann, wenn man den verborgenen Theil des Linsen-Randes durch die Lederhaut hindurch bestrahlt.

Augengrund normal. Natürlich kann man leicht ein doppeltes Bild von P. bekommen. Sehkraft ohne Glas Finger in 2 m; mit + 5 D wird beiderseits S = $^5/_{20}$, mit —10 D aber nur $^5/_{25}$ bis $^5/_{35}$. Es kann also einerseits der linsenlose Theil der Pupille, andrerseits der linsenhaltige für sich zum Sehen benutzt werden. Sn $1^1/_2$ wird ohne Glas in $2^1/_2''$ gelesen (0,5 in 0,05). Gesichtsfeld normal. (Der untere Theil der Fig. 25 giebt die Durchleuchtung, der obere die seitliche Beleuchtung.)

Sitzung vom 14. November 1901.

1) Herr J. Hirschberg: Die Fünfzigjahr-Feier der Erfindung des Augenspiegels. (Veröffentlicht in der Deutschen med. Wochenschrift 1901, Nr. 48 und im Januar-Heft des Centralbl. f. Augenheilk. 1902.)

2) Herr Fehr: a) Fall von recidivirendem Lid-Oedem. b) Fall von Fuchs'scher Rand-Atrophie der Hornhaut.

3) Herr Steindorff: Krankenvorstellung (Lid-Plastik).

4) Herr F. Mendel: a) Fall von Kalk-Verätzung des Auges.

Am 5. October 1901, Vormittags $11^1/_2$ Uhr stolperte ein 31jähriger Maurer, der ein offenes Fass gelöschten Kalks (Weisskalks) trug, mit seiner Last, so dass ihm Kalk ins Gesicht und in die Augen spritzte. Sofort heftigste Schmerzen und Unfähigkeit, die Augen zu öffnen. Auf dem Bau wurden ihm die Augen mit dem Wasserstrahl ausgespritzt und mit Oel ausgewischt. Dann wurde er nach dem nächsten Krankenhaus gebracht und dort wiederum die Augen mit Wasser und Oel ausgewaschen. Von dort wurde er Prof. Hirschberg's Anstalt überwiesen, woselbst er etwa $1^3/_4$ Stunden nach der Verletzung eintraf und sofort in Behandlung genommen wurde.

Die Lidhaut beider Augen ist geröthet, sonst im Gesicht keine Zeichen von stärkerer Aetzwirkung. Sowie man nach vorsichtiger Cocaïn-Einträuflung die Lider auseinander zieht, sind noch sehr zahlreiche Kalkbröckel sichtbar, noch mehr nach dem Umstülpen der Lider. Die Bindehaut ist beiderseits in ihrer ganzen Ausdehnung stark geröthet, beiderseits sitzt in der Bindehaut des Oberlids dicht oberhalb der Uebergangsfalte je ein brauner Aetzschorf, dem eine weisse, bröckliche Kalkmasse fest anhaftet. Die linke Hornhaut ist in der ganzen Ausdehnung glanzlos und rauchig getrübt; die rechte ebenso, nur zeigt diese in ihrem oberen Abschnitt noch etwas Glanz.

Alle Kalktheilchen werden, unter wiederholter Cocaïn-Einträuflung, von Prof. H. sorgfältig entfernt, hauptsächlich mittels Bäuschchen sterilisirter Watte. Mit sterilisirter physiologischer Kochsalz-Lösung wird zum Schluss wiederholt die Hornhaut-Oberfläche und der Bindehautsack ausgewaschen.

Der Verletzte war nun erheblich erleichtert und sein Sehen gebessert. Vorsichtige Sehprüfung ergab rechts = $^5/_{25}$, links = $^5/_{20}$.

Aber nun war der Mann trotz der eindringlichsten Vorstellungen nicht mehr zu halten, sondern verliess die Anstalt. Abends um $8^1/_2$ Uhr kam er wieder und bat flehentlich um Aufnahme, da er die rasenden Schmerzen nicht zu ertragen vermochte. Er bekam reichlich Holocaïn und Atropin eingeträufelt, Coldcream zwischen die Lider gestrichen und musste die Bettlage 14 Tage lang fortsetzen. Bei dieser Behandlung trat, eine Nacht ausgenommen, Schmerz nie wieder auf.

Schon Tags nach der Aufnahme war ein grosser Substanz-Verlust auf dem linken Auge sichtbar, weshalb das letztere nun für etwa 2 Wochen verbunden blieb. Zwei Mal täglich wurde der Verband gewechselt und die genannten Medicamente eingeträufelt. Das rechte Auge blieb frei vom Verband. Das Geschwür der Hornhaut war schon am 9. October auf beiden total, aber rechts mehr oberflächlich, links tiefer; auf beiden Augen glatt und convex, entsprechend der normalen Hornhaut-Krümmung, auch ziemlich gleichmässig abgetönt, so dass es nur durch die Grenzlinie am Hornhaut-Saume erkannt werden konnte.

Die Pupille war beiderseits unter Atropin rund und maximal, nur links vom 15. October ab etwas unregelmässig, ein Zeichen, dass hier die tiefer greifende Entzündung auf die Iris übergegangen war. Schon vorher war die Augapfel-Bindehaut unterhalb der Hornhaut weiss, d. h. nekrotisch geworden, links ausgedehnter als rechts; und auf diesem Auge hatte die Verkürzung des unteren Bindehautsackes bereits am 4. Tage nach der Verletzung sich bemerkbar gemacht.

Nachdem die oberflächliche Geschwürsbildung der rechten Hornhaut sich schon wieder beträchtlich verkleinert hatte, wurde am 17. October auch links der Beginn der Epithel-Neubildung bemerkt, doch blieb die Hornhaut erheblich getrübt. Am 22. October begann das Gewebe unterhalb der linken Hornhaut granulirend zu wuchern und am 30. October legten sich rothe Wülste über den Hornhautrand. Die linke Hornhaut ist stark getrübt. Rechts ist der Process nicht weiter fortgeschritten. Die Verwachsungen ziehen links, oben wie unten, scheinbar in einzelnen Strängen, die beim Abziehen der Lider sichtbar werden, zum Hornhautrand.

Die Hornhaut ist jetzt vollständig mit Deckzellen überzogen.

$$S \begin{array}{l} R = {}^5/_{25} \\ L = \frac{1}{\infty} \end{array}$$

Am 6. November ist links die Verwachsung der beiden Lider mit dem Augapfel eine ganz vollständige, die sichtbare Hornhaut-Fläche durch Wülste, die ihren Saum überragen, erheblich verkleinert und ganz trübe.

$$S \begin{array}{l} R = {}^5/_7 \text{ fast} \\ L = \frac{1}{\infty} \end{array}$$

b) Fall von Oberkiefer-Resection wegen Krebs.

Herr F. Mendel stellt einen 65jährigen Patienten vor, der aus der Poliklinik von Herrn Geheimrath Hirschberg zur Operation Herrn Dr. Adler überwiesen wurde. Es handelte sich um ein ausgedehntes Carcinom, das von der Nasenseite der linken Orbita ausging. Die Radical-Operation, die Theile vom Siebbein, Nasenbein, Keilbein und Oberkiefer entfernte, zeigte ein sehr günstiges Resultat. Die unerträglichen Schmerzen sind seit der Operation beseitigt.

5) Herr Hamburger: Beitrag zur Physiologie der Nachbilder.

6) Herr Steindorff: Ueber doppelseitige Embolie der Centralarterie.

7) Herr Loeser berichtet über eine 43jährige Patientin, aus der Prof. Oppenheim'schen Poliklinik für Nervenkranke, bei der seit 2 Monaten

Kopfschmerzen, Schwindel und Erbrechen, seit ca. 5 Wochen eine „Schiefstellung des linken Auges“ aufgetreten war. Die Untersuchung ergab: Parese des linken Abducens, mässige Mydriasis links, Stauungspapille beiderseits, typische linksseitige homonyme Hemianopsie. An der Diagnose „intracranielle Neubildung“ war kein Zweifel, ihr Sitz wahrscheinlich basal. Bemerkenswerth war das Fehlen des Doppelsehens, trotzdem das linke Auge in Convergenzstellung stand, ein relativ frischer Fall vorlag und die Sehschärfe beider Augen nicht herabgesetzt war. Die Ursache war die linksseitige Hemianopsie. Denn sowohl beim Blick gerade aus (wegen der Convergenz des linken Auges) als bei seitlicher Blickwendung nach links, wo unter normalen Verhältnissen die Doppelbilder am ausgesprochensten hätten sein müssen, fielen die Bilder der mit dem rechten Auge in normaler Weise fixirten Gegenstände links nach innen von der macula d. h. ins Gebiet der erblindeten Netzhautpartie und konnten so natürlich nicht wahrgenommen werden. Abgesehen von dieser Curiosität hat die Combination der linken Abducensparese mit einer Hemianopsie theorethisches Interesse. Liepmann und Calmus haben eine Augenmaassstörung der Hemianopiker, die darin besteht, dass horizontale Linien stets mit Verkürzung der dem Gesichtsfeldausfall entsprechenden Seite halbiert werden, in letzter Linie auf eine „Beweglichkeitsstörung“ nach der entsprechenden Seite zurückgeführt. Da in dem Loeser'schen Fall zwischen dem Fehler des rechten Auges, wo nur der G.F.-Defect, und zwischen dem Fehler des linken Auges, wo neben dem G.F.-Defect eine echte Bewegungshemmung nach der entsprechenden Seite bestand, keine Differenz hervortrat, ist die Liepmann'sche Theorie, trotz des von Loeser zugegebenen Unterschiedes seiner Beweglichkeitsstörung von derjenigen im Liepmann'schen Sinne, nicht aufrecht zu erhalten. Loeser schliesst sich vielmehr der schon von Feilchenfeld-Lübeck geäusserten Ansicht an, dass die Form des Sehfeldes den ausschlaggebenden Faktor für das Zustandekommen der in Rede stehenden Augenmaassstörung bildet.

Sitzung vom 12. Dezember 1901.

1) Herr Lehmann: Ueber Durchtrennung des vordersten Theiles vom Sehnerv.

Vortr. stellt einen 14jährigen Knaben vor, der so unglücklich mit seinem linken Auge auf ein hervorstehendes Stück Eisendraht fiel, dass der Draht durch das untere Lid, ohne den Augapfel zu verletzen, in die Augenhöhle eindrang und sofortige Erblindung herbeiführte. Vortr. nimmt eine Durchtrennung des vordersten gefässhaltigen Theiles des Sehnerven an, bespricht die Seltenheit der Verletzung, ihr Zustandekommen und an der Hand von mehreren, in 4 wöchentlichen Zwischenräumen aufgenommenen Skizzen das ophthalmoskopische Bild. Dieses Bild ähnelt dem der sogen. Embolie der Art. centr. retin.; es unterscheidet sich aber von ihm durch die ausgedehnte und intensive Netzhauttrübung, namentlich in der Gegend des gelben Flecks, und durch die nach einiger Zeit aufgetretenen Pigmentveränderungen, die auf einer Verletzung der hinteren, kurzen Ciliargefässe beruhen und die sich in diesem Falle, entsprechend dem Gang des von unten her eingedrungenen Eisendrahtes, oberhalb und unterhalb der Papille in Gestalt von chorioretinitischen Herden entwickelten. Diese beiden Momente sind zugleich auch beweisend für die Durchtrennung des Sehnerven in seinem gefässhaltigen Theil, während das unkomplicirte Bild der Embolie für Verletzungen spricht, die centralwärts vom Eintritt der Gefässe den Sehnerven durchtrennt und zugleich starke, die Centralgefässe komprimirende Scheidenblutungen oder eine Zerreissung der Art. ophthalmica gesetzt haben.

2) Herr Mendel: 2 Magnet-Operationsfälle.

Vortr. berichtet über 2 Fälle von Magnet-Operation, von denen der letzte vorgestellt wird, während der erste schon in seine Heimath entlassen ist.

Der zweite Fall betrifft einen 42jährigen Maurer, der am 14. November 1901 das rechte Auge beim Bearbeiten einer Mauer mit der eisernen Hacke sich verletzt hatte. Da er keine Schmerzen empfand, betrachtete er die Verletzung als unbedeutend und arbeitete an diesem und am folgenden Tage ruhig weiter. Erst nach Feierabend des 15. November suchte er, weil er „Rauch" im Zimmer zu sehen glaubte, die Unfallstation auf, die ihn in die Anstalt von Geheimrath Hirschberg schickte.

Als Patient um $^1/_2$9 Uhr Abends hier anlangte, wurde folgender Befund erhoben: Das verletzte Auge ist ziemlich reizlos. In der Mitte der Hornhaut besteht eine zarte, verharschte Wunde von ca. 1 mm Breite; dahinter in der Iris unterhalb des Pupillenrandes ein ganz kleines dreieckiges Loch, noch weiter dahinter und nach unten eine pyramidale Trübung der Linse mit nach hinten gerichteter Spitze. Die Pupille ist eng, ein Fremdkörper nicht sichtbar. Nach Erweiterung der Pupille durch Atropin zeigt sich der Glaskörper im wesentlichen frei und ganz in der äquatorialen Partie schläfenwärts sieht man einen in der Netzhaut festhaftenden Eisensplitter. Seine Richtung ist senkrecht, er ist 3 P. lang und 1 P. breit. Seine Masse erscheint dunkel, nur die Bruchecken glänzen metallisch. Sideroskopie positiv.

Da von Verträglichkeit des langen Splitters keine Rede sein kann, und da ein Zuwarten die Prognose verschlechtern würde, so wird trotz der späten Abendstunde sofort die Operation von Herrn Geheim-Rath Hirschberg ausgeführt. Der grosse Handmagnet fördert, wie zu erwarten war, nichts; auch wird der Versuch mit diesem Instrument nicht fortgesetzt. Auch der Versuch mit der halben Kraft des Riesenmagneten ist ohne Erfolg. Nunmehr wird die ganze Kraft des Riesenmagneten eingestellt, und seine Spitze wird langsam vom lateralen Aequator bis zum Hornhautrande vorgeschoben, ohne dass der Splitter in der Vorderkammer erscheint. Jedoch ergiebt eine jetzt angestellte ophthalmoskopische Untersuchung, dass der Fremdkörper aus seinem Sitz herausgefallen ist. Da er im Glaskörper nicht zu sehen ist, so wird angenommen, dass er auf dem Wege zur Hornhautwunde in der Ciliarkörpergegend liegt. Dementsprechent wird jetzt die Spitze des Riesenmagneten auf die Mitte zwischen Aequator und Hornhautwunde aufgesetzt und beim Vorwärtsleiten in dieser Richtung erscheint bald der Eisensplitter am unteren Pupillenrand. Er wird leicht darüber hinweggehebelt und liegt schräg in der Vorderkammer. Jetzt Lanzenschnitt am unteren Hornhautrande: schon beim Zurückziehen der Lanze folgt der Fremdkörper, so dass er zur Hälfte aus der Wunde herausragt. Aus dieser Lage wird er sofort mit dem grossen Handmagnet entfernt und ganz ausgezogen. (Die Lanze war, wie am folgenden Tage festgestellt wurde, magnetisch.) Die Iris wird mit dem Spatel geglättet, Eserin eingeträufelt, der Kranke verbunden und zu Bett gebracht.

Der Heilungsverlauf war ganz reizlos. Die Linsentrübung macht keine Fortschritte. Patient sieht mit dem Auge $^5/_{10}$ bei normalem Gesichtsfeld.

Aeusserlich sieht das Auge wie ein gesundes aus.

Bei genauerer Betrachtung sieht man die ganz zarte Hornhautnarbe von der Verletzung, das Loch in der Iris, und mit dem Augenspiegel, die zarte, wie es scheint, verschmälerte, schlauchförmige Linsentrübung und den weissen Narbenstreif im Augengrunde, da wo der Splitter gesessen hat.

Der Splitter ist $4^1/_2$ mm lang, $^3/_4$ mm breit, 0,004 gr schwer.

3) Herr Ginsberg: Demonstration anatomischer Präparate.

4) Herr Altmann: Abducens-Lähmung bei Schwangerschaft.

5) Herr Steindorff: Zur Embolie der Centralarterie.

6) Herr J. Hirschberg: Ueber Pilz-Concremente aus dem Thränen-Röhrchen. (Vgl. Januar-Heft des Centralbl. f. Augenheilk. 1902.)

1902

Sitzung vom 30. Januar 1902.

1) Herr James Israel (a. G.): Operation eines Orbital-Sarcoms mit Erhaltung des Auges. (Veröffentlicht im April-Heft des Centralbl. f. Augenheilk. 1902. S. 108.)

2) Herr Fehr: a) Demonstration eines Falles von Pigmentschürze[1] der Regenbogenhaut, sog. Ectropium uveae congenitum. Es ist ein zufälliger Befund bei einem 26 jährigen Arbeiter. Rechts schlägt sich die Pigmentschicht der Iris überall auf die Vorderfläche um; schläfenwärts und unten ist es nur andeutungsweise der Fall, nasal und oben aber besteht ein breiter Bezirk von tief sammetbrauner Farbe, der mit gekerbtem Rande sich scharf von der bläulich hellen Regenbogenhaut abhebt. Die Oberfläche dieses Pigmentblattes, das sich deutlich über das Niveau der Iris erhebt, ist durch viele feine Fältchen gerifft; diesen entsprechend sind am Pupillar-Rand feinste Kerbchen und Zähnchen sichtbar. Das Pupillenspiel ist nicht gestört. Im Uebrigen finden sich keine weiteren Abnormitäten am Seh-Organ.

b) Local-Recidiv eines Aderhaut-Sarcoms nach einer der Enucleation vorausgeschickten Punction des Tumors. (Ausführlich veröffentlicht im Mai-Heft des Centralbl. f. Augenheilk. 1902. S. 129.)

c) Beiderseitige Retinitis centralis specif. in Form von gruppenweise angeordneten hellröthlichen stippchenförmigen Herden bei normalem Gesichtsfeld und normaler Sehschärfe als zufälliger Befund bei einem 40 jähr. Patienten, der wegen rechtsseitiger innerer Oculomotorius-Lähmung die Poliklinik aufsuchte.

d) Kleine Iris-Cyste nach perforirender Verletzung, die 42 Jahre vorher stattgefunden. Die anfängliche vordere Synechie hatte sich mit der Ver-

[1] Der Name stammt von Prof. Hirschberg, aus dessen Anstalt R. Ancke und G. Spiro Fälle veröffentlicht haben. S. Centralbl. f. Augenheilk. 1885, S. 311 und 1896, S. 310.

tiefung der Vorderkammer zu einem dünnen Faden ausgezogen und schliesslich ganz gelöst; und die zeltdachförmig abgehobene vordere Iris-Schicht, unter der sich natürlich Flüssigkeit ansammeln musste, nahm, als mit der Lösung der vorderen Verwachsung der Zug aufhörte, die Form einer kleinen kugligen Cyste an, deren Spitze noch jetzt einen kleinen pigmentirten Faden trägt. Diese Cystenform ist gutartig und hat keine Neigung, sich zu vergrössern.

Sitzung vom 27. Februar 1902.

1) Herr Geissler: Krankenvorstellung (Mitbewegung des Lides bei Kieferbewegung).

2) Herr Hamburger: Krankenvorstellung.

3) Herr Rosenstein demonstrirt Präparate eines ausgeschnittenen Stückes vom Oberlid mit Blepharochalasis. Sie bieten das typische Bild der Folgezustände chronischen Lid-Oedems: Abflachung der Epidermis, Auseinanderzerrung der subcutanen Bindegewebsmaschen, Vermehrung der Venen mit Verdünnung ihrer Wandungen und schliesslich Schwund der elastischen Fasern.

4) Herr Fehr: a) Demonstration eines Augapfels, der nach erfolgreicher Magnet-Operation wegen Glaskörper-Abscesses enucleïrt werden musste. Der Splitter war beim Hufbeschlag eingedrungen. 22 Stunden später kam der Verletzte in die Klinik. Es bestand bereits Iritis, Pupillen-Exsudat und Hypopyon. Winklige verharschte Wunde in der Hornhaut, Kapselnarbe und beginnende Linsentrübung. Sideroskopie positiv: Grosser Ausschlag gerade nach unten und eventuell nach aussen. Unverzüglich Magnet-Operation (Herr Geh.-Rath Hirschberg): Der auf halbe Kraft eingestellte Riesen-Magnet wird, dem unteren äusseren Quadranten genähert. Sofort Schmerz. Nachdem darauf dem Auge die nöthige Drehung gegeben, erscheint der Splitter, die Iris durchdringend, in der Vorderkammer, aus der er leicht nach Lanzenschnitt mit dem Hirschberg'schen Handmagnet herausbefördert wird. Mit dem Splitter (14 mg) kommt das zähe Hypopyon. In den ersten Tagen nach der Operation ist das Auge reizlos und scheint gerettet. Am 3. Tage heftigster Schmerz; beim Verbandwechsel ist das Auge steinhart und prall mit Blut gefüllt. Der Schmerz lässt erst nach, als sich nach einiger Zeit die Wunde spontan öffnet und das Blut sich in den Verband ergiessen konnte, den man Abends durchblutet vorfindet. Danach verharrt das Auge längere Zeit in einem Zustand, der Hoffnung auf Erhaltung noch zulässt. Allmählich aber traten doch Zeichen von Glaskörper-Abscess auf, und man zögert nicht mehr mit der Ausschälung des Augapfels, als am 23. Tage nach der Verletzung der graue Reflex aus der Pupille deutlicher wird und eine Druckempfindlichkeit der Ciliarkörper-Gegend nachzuweisen ist, wenn auch noch Handbewegungen erkannt werden und Projection vorhanden ist.

Die Autopsie zeigt den Glaskörper durchsetzt mit eitrig-fibrinösen Fäden und Membranen, die sich auf der Netzhaut zu einem dicken grauen Exsudat verdichten an der Stelle, die dem früheren Sitz des Splitters entspricht.

Die Eisensplitter-Verletzungen, die beim Hufbeschlag geschehen, haben eine üble Prognose, da hier alle Bedingungen für eine Verunreinigung gegeben sind, und wenn es auch in vorliegendem Falle gelang, durch die Magnet-Operation die akute Sepsis zu coupieren, so war doch eine Erhaltung des Auges nicht möglich, ohne das andre zu gefährden.

b) Demonstration des ophthalmoskopischen Bildes einer Gefäss-Anomalie auf der Sehnerven-Scheibe, die als zufälliger Befund auf dem rechten Auge eines 20jährigen Privat-Patienten von Prof. Hirschberg beobachtet wurde. Die Vena centr. ret. inf. bildet, ehe sie sich in normaler Weise in der Ebene der Netzhaut verzweigt, gleich nach dem Austritt aus dem Gefäss-Trichter eine schleifenförmige Schlinge von dem Aussehen einer 8. Dieselbe ragt fast 1,5 mm in den Glaskörper vor. Der zurückführende Schenkel ist durch einen feinen bindegewebigen Faden gleichsam wie durch eine Spange an die Papille festgeheftet. Die Art. centr. inf. zeigt die Andeutung einer ähnlichen Schlinge und bildet nach dem Autritt einen Bogen, der auf der Venen-Schleife ruht.

5) Herr Loeser berichtet über einen Fall von metastatischem Orbital-Abscess, der im Anschluss an einen Gallenstein-Anfall aufgetreten war; als Eiter-Erreger konnte Bacterium coli nachgewiesen werden. (Ausführlich veröffentlicht im Juli-Heft der Zeitschrift f. Augenheilk. 1902.)

6) Herr J. Hirschberg: Ueber Aktinomykose des Thränenröhrchens. (Nachtrag zu der Mittheilung in der December-Sitzung 1901 und zu der Veröffentlichung im Januar-Heft des Centralbl. f. Augenheilk. 1902. S. 7.)

7) Derselbe: Eine ungewöhnliche Star-Operation. (Veröffentlicht im Mai-Heft des Centralbl. f. Augenheilk. 1902. S. 141.)

Sitzung vom 17. April 1902.

1) Herr Lehmann: Krankenvorstellung (Ophthalmoplegia interna).

2) Herr Fehr: Zur Kenntniss der Netzhaut-Ablösung mit Demonstration ophthalmoskopischer Bilder.

Die jetzt 38jährige excessiv myopische Dame erkrankte im Jahre 1889 an rechtsseitiger Netzhaut-Ablösung, die im folgenden Jahre, als sie eine grosse Ausdehnung bis dicht an die Papille und Buckelform angenommen hatte, von Herrn Geh.-Rath Hirschberg mit Skleral-Punction behandelt wurde. Dieselbe hatte den überraschenden Erfolg, dass nach 12tägiger Bettruhe keine Spur von Ablösung mehr sichtbar war, feinste Schrift gelesen und ein fast normales Gesichtsfeld angegeben wurde.[1] Es trat im Laufe der Jahre kein Rückfall ein und heute nach 11 Jahren ist der Fall als eine sehr seltene Dauerheilung der myopischen Netzhaut-Ablösung durch Skleral-Punction zu registriren. Ophthalmoskopisch finden sich im Bereich der früheren Ablösung: 1. Netzhaut-Streifen, die stellenweise von Pigment begleitet sind; 2. mässige Pigmentirungen, und 3. ein glänzend weisser Herd in der äussersten Peripherie, der der alten Punctions-Stelle entspricht.

Die Patientin kommt jetzt wegen frischer Netzhaut-Ablösung links. Dieselbe liegt in der Umgebung eines Netzhaut-Risses, der bereits vor 9 Jahren von Prof. Hirschberg constatirt worden war. Es muss angenommen werden, dass der Riss die Entstehung der Netzhaut-Ablösung begünstigt hat; jedoch scheint das nicht ganz im Sinne der Leber-Nordenson'schen Theorie geschehen zu sein, da er so lange Zeit ohne Schaden für das Auge bestanden hat. Dieses Auge wird mit subconjunctivalen Injectionen von physiologischer und 2 % Kochsalz-Lösung behandelt. Auch hier ist die Prognose nicht ungünstig; denn nach 6 Injectionen bei Ruhe

[1] Vgl. Hirschberg, Centralbl. f. Augenheilk. 1891, S. 294.

und Schonung ist bereits eine erhebliche Besserung erzielt, insofern, als nur in unmittelbarer Begrenzung des Risses die Netzhaut noch flach abgehoben erscheint. — (Sie wurde nach 12 Kochsalz-Einspritzungen als geheilt entlassen. Gesichtsfeld normal, für excessive Kurzsichtigkeit; Ablösung auch nach Pupillen-Erweiterung nicht zu sehen.)

3) Herr Steindorff: Ueber Star-Operation bei Glotz-Auge.

Bei einer 62 Jahre alten Frau mit reifem Star beider Augen bestand sehr erhebliche Hervortreibung beider Augäpfel in Folge excessiver Myopie und gleichzeitigem Morbus Basedowii.[1] Da die Kranke praktisch blind war, wenngleich sie links noch in nächster Nähe einige Buchstaben von Sn $3^1/_2{}'$ in 3″ mühsam entzifferte; so machte Prof. Hirschberg rechts erst die präparatorische Iridectomie und einige Wochen später die Extraction. Beide Operationen verliefen völlig zufallsfrei und Patientin sieht jetzt gut. (27. Juni 1902 mit + 7 D ⊃ 3 D cyl 40° s. S = $^5/_{10}$.)

Die Gefahren der Star-Operation bei derartigem Glotz-Auge liegen in der Möglichkeit, dass der Lappen der bei so hoher Myopie mitunter fast papierdünnen Hornhaut umklappt, und darin, dass bei der Entbindung der Linse viel Glaskörper verloren gehen kann. Darum muss man sehr vorsichtig operiren und jeden Druck vermeiden. Man soll zweizeitig operiren. Das Einlegen des Sperrers, wie es Axenfeld befürwortet, ist zu verwerfen; vielmehr hält der Assistent sanft mit den Daumen die Lider vom Auge ab, ohne letzteres zu berühren; dieses Vorgehen ist unter allen Umständen schonender. Der Schnitt wird am besten nach unten verlegt, weil so der Lappen durch das Oberlid besser in seiner Lage gehalten wird; der Gehilfe lässt erst das Oberlid los, dann das untere.[2] Auch auf einen recht leichten Verband ist grosser Werth zu legen.

4) Herr May: Krankenvorstellung.

5) Herr Rosenstein stellt aus Prof. Hirschberg's Poliklinik einen Fall vor von vollständig geheilter homonymer rechtsseitiger Halbblindheit (Hemiablepsie) auf apoplektischer Basis, mit Netzhaut-Blutung temporal von der rechten Papille. Der apoplectische Herd liess sich auf Grund der übrigen Ausfalls-Erscheinungen in der linken inneren Kapsel localisiren. — Heilung der typischen gleichseitigen Halbblindheit ist selten, zumal wenn nicht Lues die Ursache gewesen.

6) Herr Hirschberg: Ueber Behandlung des Keratoconus. (Veröffentlicht in Nr. 20 der Berliner klin. Wochenschrift 1902 und im Juli-Heft des Centralbl. f. Augenheilk. 1902. S. 199.)

Sitzung vom 29. Mai 1902.

1) Herr Geissler: Krankenvorstellung.

2) Herr Schöler: Krankenvorstellung.

3) Herr Mühsam: Beitrag zur Ophthalmometrie.

Die ophthalmometrische Messung des Krümmungsradius beider Hornhäute ergab bei einem Kranken der Poliklinik von Prof. Hirschberg 9,005 mm,

---

[1] Wir haben in unsren Kranken-Journalen noch mehr Fälle von Star bei Morbus Basedowii und sogar mit gleichzeitiger excessiver Myopie, die zufallsfrei operirt und geheilt sind.

[2] Wird doch nach oben operirt, so gilt die umgekehrte Reihenfolge.

d. h. der mittlere Werth von 7,7 mm wurde um 1,3 mm überschritten. Statt der zu erwartenden starken Uebersichtigkeit (etwa 7,5 D) fand sich rechts inverser myopischer Astigmatismus, links Myopie — 0,5 D. sph. Vortr. nimmt zur Erklärung eine Verlängerung der Augen-Achse an. Die Journale Prof. Hirschberg's verfügen noch über einen ähnlichen Fall unter 1500 ophthalmometrischen Messungen.

4) Herr May: Zur Anatomie des Hydrophthalmus congenitus.

Vortr. giebt zunächst einen kurzen Ueberblick über die Theorien, die auf Grund makroskopischer und mikroskopischer Befunde bisher zur Erklärung des Wesens und der Ursache des Leidens aufgestellt wurden. Er kommt dabei zu dem Schluss, dass für die Entstehung des angeborenen Hydrophthalmus, der sich klinisch in Kürze durch die Symptome der Drucksteigerung und der Ausweitung des Bulbus charakterisirt, ganz verschiedene Momente angesprochen werden können. Darauf beschreibt er den mikroskopischen Befund bei einem wegen dieses Leidens nucleïrten Auge, das er der Güte des Herrn Geh.-Rath Hirschberg verdankt: Verlöthung des Kammerwinkels, Anlegung der Iriswurzel an Sklera- und Hornhaut-Hinterfläche, Auswärtszerrung des Pigmentblattes der Iris, Atrophie des Ciliar-Körpers und der Chorioides, trichterförmige Abhebung der Netzhaut durch ein breites cholestearinhaltiges Exsudat sind neben beträchtlicher Vergrösserung der Maasse des Augapfels und neben Verdünnung seiner Wandungen die wesentlichsten Erscheinungen. Vortr. gewinnt daher die Anschauung, dass für den vorliegenden Fall eine Chorioiditis, die sich während des Fötal-Lebens des Kindes abgespielt hat, als Ursache der Drucksteigerung und des dadurch bedingten Hydrophthalmus in Betracht komme; ob dieselbe auf hereditär luetischer Basis beruhe, dafür bietet die Kranken-Geschichte zwar einige Anhaltspunkte, doch keine Sicherheit.

5) Herr Rosenstein stellt mikroskopische Präparate eines von Prof. Hirschberg ihm übergebenen Iris-Chorioideal-Sarcoms vor, das durch sein ausserordentlich langsames Wachsthum bemerkenswerth ist. Es ist aus Spindel- und Riesenzellen aufgebaut, zeigt besonders in den Grenzpartien reichliche Pigmentirung und — besonders im Centrum — nekrotische Einschmelzung. Dieser Umstand und das Fehlen reichlicher Mitosen an der Grenze von Tumor und gesundem Gewebe gestatten das Stellen einer verhältnissmässig besseren Prognose quoad vitam.

6) Herr Steindorff: Ueber den Einfluss klimatischer Factoren auf den Ausbruch des akuten primären Glaucom-Anfalles.

In Prof. Hirschberg's Anstalt kamen vom 1. Mai 1885 bis 30. April 1902 an 83 Kranken 102 akute, primäre Glaucom-Anfälle zur Beobachtung, von denen 65 in die Zeit vom 1. September bis 31. März, und 37 in die Sommer-Monate fallen. Das Maximum zeigen Dezember und Januar (11 bezw. 18 Anfälle), das Minimum der Juni (kein Anfall). Bisher ist in der gesammten Literatur der Einfluss der Jahreszeit ausser Acht gelassen worden, während Prof. Hirschberg schon seit vielen Jahren in den einschlägigen Fällen diese Thatsache, dass akutes Glaucom in der kalten Jahreszeit weit häufiger vorkommt, protokollirt hat. An der Hand der Veröffentlichungen des Königl. preuss. meteorolog. Instituts bespricht Vortr. die klimatischen Factoren an den betreffenden Anfalls-Tagen und weist besonders der Temperatur einen bedeutenden Einfluss auf die Spannung im Gefässrohr bezw. im Auge zu. Andre klimatische Factoren, wie Luftdruck, Luftgeschwindigkeit, absolute und relative Feuchtigkeit der Luft u. s. w., sind ohne Belang. Vortr. fordert zu weiteren derartigen Beobachtungen auf.

Die Arbeit erschien ausführlich in der Berliner klin. Wochenschrift.

Sitzung vom 26. Juni 1902.

1) Herr Crzellitzer: Krankenvorstellung (Einseitige hysterische Blindheit, geheilt durch Suggestion in Hypnose. Der Vortrag wird in der Berliner klin. Wochenschrift veröffentlicht).

2) Herr F. Mendel: Krankenvorstellung (Traumatische Hysterie mit Bewegungs-Störungen der Augen).

3) Herr Steindorff: Krankenvorstellung (Hysterische Amaurose).

Bei einem 14 Jahre alten, körperlich gut entwickelten, aber geistig zurückgebliebenen Mädchen, das erblich nicht belastet ist, erlosch plötzlich die Sehkraft, während die Pupillen-Reaction normal und der Augengrund ohne pathologische Zeichen war, die die Amaurose hätten erklären können. Das Kind wurde noch am Aufnahme-Tage von Prof. Hirschberg sehend gemacht, einfach durch ernstes Gebieten, Versprechen und Verabreichen von Chocolade. Die Heilung blieb in der Anstalt erhalten. Aber nach der Entlassung ist der Zustand wieder schwankend, Stunden bezw. Tage totaler Blindheit wechseln mit solchen normaler Sehkraft ab. Aufnahme in eine Anstalt für geistig zurückgebliebene Kinder und entsprechende Behandlung der Hysterie werden empfohlen.

4) Herr F. Schöler: Krankenvorstellung (Synchysis scintillans bei einem Star-Operirten).

5) Herr Crzellitzer: Krankenvorstellung (Einseitiger Nystagmus).

Rudolf W., geb. Februar 1886, Primaner. Neurasthenisch erblich belastet. Von den Geschwistern haben einige neuropathische Stigmata, z. B. nervöse Heiserkeit bis zur völligen Aphasie; tonischen Blepharospasmus u. a. m. Patient leidet bisweilen an Kopfschmerzen, sonst gesund. Kam wegen Blepharoconjunctivitis August 1900 in meine Behandlung.

Status praesens vom 15. August 1900.

Beide Augen in leichtem chronischen Reizzustand, besonders an den Lidrändern.

R (— 1,25) $^5/_{15}$; kleinste Schrift Nieden Nr. 3 von 7—23 cm,
L (— 2,25) $^5/_{10}$; kleinste Schrift Nieden Nr. 2 von 5—24 cm.

Keine objectiv wahrnehmbare Hornhaut-Verkrümmung; (cyl) verschlechtern.

Sehr geringe linke Ptosis (rechte Lidspalte = 8 cm, linke = 7 cm).

Pupillen beiderseits gleich und gut reagirend.

Augenmedien klar. Fundi ohne Besonderheiten.

Ausgesprochene Farbensinnschwäche. Liest von den Stilling'schen pseudoisochromatischen Tafeln nur Nr. I und X glatt, von Nr. II und IX einiges, die andren gar nicht. Bei den Wahlproben mit Holmgreen's Wollen zögernd, doch richtig. Gesichtsfelder für Weiss uud Farben normal; keine centralen Skotome.

Augenmuskel-Status:

Wenn beide Augen offen, so wird ruhig fixirt, sowohl nah wie fern. Doch tritt bei Nahesehen durch Insufficienz des rechten Internus Strabismus divergens von 3—4 cm ein. Gekreuzte Doppelbilder sind bisweilen schon spontan hierbei wahrgenommen worden. Durch Graefe's Gleichgewichts-Versuch sind sie erzeugbar, fliessen aber rasch wieder zusammen.

Deckt man das linke Auge zu, so wird in allen Richtungen ruhig fixirt, auch beim Augenspiegeln! Deckt man hingegen das rechte Auge zu, so tritt sofort horizontaler Nystagmus ein, der auch spontan bemerkt und mitgetheilt wird. Mitunter dabei horizontale Scheinbewegung, die Patient schon von eigenem zufälligen Zudecken her kennt und als „Flimmern" oder „Schwirren" bezeichnet. Letzteres Phänomen hat er, wenn beide Augen offen waren, nie bemerkt.

Nachtrag zum Status:

Bis heute hat sich dieser Status wenig verändert. Die Myopie hat in den 2 Jahren etwas zugenommen.

Das rechte Auge braucht (— 1,75) um $^5/_{15}$ zu lesen, Nieden Nr. 3;
das linke Auge braucht (— 4,0) um $^5/_{10}$ zu lesen, Nieden Nr. 2.

Der Nystagmus des linken Auges ist besonders stark, wenn mit dem linken Auge allein temporal gesehen wird.

Der Fall verdient schon darum Beachtung, weil bis jetzt nur etwa 50 einseitige Nystagmen publicirt sind. Es ist aber auch von mehr als casuistischem Interesse, weil derartige einseitige Fälle von je als Prüfstein der verschiedenen Nystagmus-Theorien überhaupt gegolten haben.

Die Erscheinung, dass mein Fall nur bei Zudecken des andren Auges den charakteristischen Unterschied zwischen rechts und links zeigte, spricht entschieden für das Vorhandensein eines centralen einheitlichen Bewegungscentrums im Hering'schen Sinne. Das linke Auge zittert nur oder doch in stärkerem Grade dann, wenn es allein functionirt. Also muss in ihm, d. h. im Bulbus incl. Bewegungs-, sowie nervösem Apparat, die Ursache liegen. Da das linke Auge nicht schlechter, sondern besser als das andre sieht, kann hier Sehschwäche nicht diejenige Rolle spielen, wie bei den Simon'schen[1] Fällen oder bei dem von mir vor 4 Jahren publicirten Falle.[2]

Eher dürfen wir die oben erwähnte Eigenthümlichkeit der Zunahme des Zitterns beim Blick nach links, also Abducenscontraction, zur Erklärung heranziehen. Vor 45 Jahren hat L. Böhm[3] den Nystagmus auf locale Functionsstörung eines Muskels zurückgeführt; im Laufe der Jahre ist diese Anschauung dann völlig verlassen worden, um so mehr, als sich bei vielen Fällen völlig normale willkürliche Beweglichkeit fand. — Der vorgestellte Fall hat in mir die Ueberzeugung nur bestärkt, dass es verkehrt ist, nach einer einheitlichen Nystagmus-Theorie zu suchen. Das Augenzittern ist keine

[1] Simon, Zur Bedeutung des einseitigen Nystagmus. Centralbl. f. Augenh. 1902. April. S. 113.

[2] Crzellitzer, Ueber Heilung gewisser Nystagmus-Formen. Klin. Monatsblätter. 1898. Januar.

[3] L. Böhm, Der Nystagmus und seine Heilung. Berlin 1857.

Krankheit, sondern nur ein Symptom und kann, wie alle solche, die verschiedensten Ursachen haben; es kann beruhen auf der Erkrankung eines Augenmuskels, eines peripheren Nerven, eines motorischen Centrums (Abducenskern) oder auf mangelnder reflectorischer Reizung bei optischer Störung (Amblyopie). — Im Jargon der Zunftssprache: der Nystagmus kann sein myopathisch, neuropathisch, motorisch-cerebral oder reflectorisch-optisch.

6) Herr Fehr: Krankenvorstellung (Verstopfung der Central-Arterie bei Sklerose der Arterien und Periarteritis).

Die 73jährige Patientin der Poliklinik von Prof. Hirschberg erkrankte vor 3 Wochen unter dem Bilde der sog. Embolie der Central-Arterie auf dem linken Auge. Schon bei der ersten Vorstellung 2 Tage nach dem plötzlichen Eintritt der Erblindung, fällt neben mässiger Sklerose der Arterien im Gefässtrichter ein weissglänzender Streif auf, der den Arterienstamm überlagert. Unter den Augen des Beobachters vergrössert sich derselbe, dem Lauf der Arterien folgend, so dass heute fast die ganze Arterien-Verzweigung auf der Sehnerven-Scheide von einem breiten, sich verästelnden, glänzend weissen Bande überdeckt ist. Die Veränderung der Arterien-Wandung erstreckt sich nunmehr auch auf die peripheren Gefäss-Abschnitte. Die Sklerose tritt stärker hervor und eine weisse Einscheidung wird mehr oder weniger sichtbar. Stellenweise verbreitet sich die Einscheidung und schiebt sich über das Arterienrohr, so dass die auf der Papille bestehende weisse Arterien-Ueberlagerung sich in discontinuirlicher Folge nach der Peripherie zu fortzusetzen scheint. (Später wurde der weisse Streifen wieder zarter und dünner.)[1]

Unzweifelhaft besteht ein Zusammenhang zwischen dieser Wand-Erkrankung der Arterien und der Circulationsstörung. Es ist unwahrscheinlich, dass wir es mit einem primären Thrombus zu thun haben, da schon 2 Tage nach Auftreten der Sehstörung deutlich Zeichen der Sklerose und Periarteritis nachzuweisen waren. Diese locale Gefäss-Erkrankung muss als primäres Moment angesehen werden, das secundär zur Gefässverstopfung, zu Arterien-Thrombose, geführt hat.

7) Herr Loeser stellt einen Fall von Enophthalmus traumaticus vor, der durch einen die rechte Stirn-Schläfengegend treffenden Faustschlag entstanden und mit multiplen Augenmuskel-Lähmungen complicirt war. (Ausführliche Publication s. Aerztliche Sachverständigen-Zeitung. 1902. Juli.)

8) Herr J. Hirschberg: Krankenvorstellungen.

a) Schicht-Star eines 42jährigen wurde durch Lappenschnitt bei runder Pupille ausgezogen. Die Dicke des Schicht-Stars betrug nur $2^1/_2$ mm, die Breite 8 mm. Keine Spur von Rinde war drin geblieben. Man muss das kennen, um unnöthige Handgriffe zu meiden.

b) Ein Mann mit beginnender progressiver Paralyse zeigte bei normalem Lichtschein fast keine Spur von Pupillen-Reaction auf Licht. Das rechte Auge ist von mir erfolgreich operirt. Das linke zeigt jetzt den reifen Star. (Auch dieses wurde erfolgreich operirt.)

9) Herr Fehr: Krankenvorstellungen.

a) Angiom der Conjunctiva bulbi. Das 16jährige Mädchen aus der Poliklinik von Prof. Hirschberg hat die Affection in der jetzigen Ausbreitung schon mit zur Welt gebracht; nur zeitweise tritt eine stärkere Röthung und Schwellung auf.

---

[1] Vgl. die Figur Centralbl. f. Augenh. 1902, S. 241.

Im ganzen Bereich der Conjunctiva bulbi besteht eine gelbrothe, flach erhabene Geschwulst, die nur temporal und nasal am Limbus einen kleinen Abschnitt der Bindehaut freilässt. Allseitig erstreckt sie sich bis zum Aequator; nach oben setzt sie sich noch auf das Oberlid fort, wodurch dieses gedunsen erscheint. Auf der Geschwulst, besonders an den flach abfallenden Rändern, sind zahlreiche, stark geschlängelte Gefässe sichtbar. Dieser Umstand sowohl als die diffuse Ausbreitung berechtigen zur Annahme, dass eine Teleangiectasie oder ein Angioma simpl. cong. vorliegt. Im Uebrigen ist der Befund am Seh-Organ normal. Mitunter ist bedeutend stärkere Erhebung der kuchenförmigen Geschwulst vorhanden, besonders auch nach längerer Untersuchung, Bewegung des Auges und der Lider. Die Operation wird in Umstechung, Abbinden und Abtragen der einzelnen Geschwulst-Partien bestehen, wie sie vor 4 Jahren in einem andren Falle von Angioma cavernos. conj. bulbi von Herrn Geh.-Rath Hirschberg mit bestem Erfolge zur Anwendung kam.

b) Neuroparalytische Pantophthalmie bei chronischer Basalmeningitis. Es handelt sich um einen 40jährigen Kranken von Prof. Hirschberg's Augenheilanstalt. Beginn der Krankheit vor einem Jahre mit Doppeltsehen rechts, bald darauf Augen-Entzündung, die sich besserte als Ptosis hinzutrat, aber wieder schlimmer wurde und zur Erblindung des rechten Auges führte, als das Oberlid sich wieder theilweise hob.

Es findet sich bei dem 40jährigen Patienten Lähmung bezw. Parese des rechten 3., 4. und 5. Hirn-Nerven. Differentialdiagnostisch kommt Tumor an der Basis und Basalmeningitis in Frage. Gegen ersteren spricht das Fehlen von Stauungspapille links, und für letzteres die Thatsache, dass unter Gebrauch grosser Jodkali-Dosen bereits eine Besserung festzustellen ist. Die locale Behandlung besteht in Dauer-Verband.

Sitzung vom 24. Juli 1902.

1) Herr Fehr: Hauthörner der Lider.

M. H.! Die Anschauungen über die Entstehung der Haut-Hörner sind noch getheilt; 2 Ansichten stehen sich gegenüber: 1. die eines rein epidermoidalen, 2. die eines papillären Ursprungs. Nach ersterer, die besonders durch Bätge, Auspitz, Unna und Mitvalsky vertreten wird, kommt die Hauthorn-Bildung durch Wucherung und Vermehrung der Stachelzellen zu Stande, die in Form von Zapfen und Kolben gegen das darunterliegende Gewebe vordringt und die dazwischen liegenden Bindegewebspartien in Stränge und Septen transformirt und einschliesst; es folgt dann eine Keratinisation der Epidermiszellen von der Oberfläche aus. Die Vertreter des papillären Ursprungs (Rindfleisch, Spietschka, Ballaban, Natanson) gelangten nach Untersuchung ganz junger Haut-Hörner zu der Ansicht, dass neben der gesteigerten Epithelbildung eine Papillarhypertrophie bei der Enstehung des Haut-Horns die Hauptrolle spielt.

Ich hatte Gelegenheit 2 junge Haut-Hörner zu untersuchen, die sich am rechten Unterlid einer 78jährigen Dame aus Herrn Geheimrath Hirschbergs Privatpraxis entwickelt hatte.

Die Neubildung hatte sich zum ersten Mal im September 1901 bemerkbar gemacht, sie war ziemlich schnell gewachsen und hatte sich, nachdem sie vom Arzt mit der Schere entfernt worden war, innerhalb 6 Wochen an alter Stelle von neuem gebildet.

Bei ihrer ersten Vorstellung im Februar 1902 fand sich an der Grenze des nasalen und mittleren Drittels des unteren Lidrandes eine etwa 12 mm lange und 3 mm breite cylindrische Geschwulst, die aus 2 eng aneinander liegenden leicht gekrümmten Hörnchen bestand. 2 Abschnitte sind zu unterscheiden: 1. ein proximaler, der noch mehr die Hautbeschaffenheit bewahrt hat, röthlich gefärbt und weich ist; 2. ein distaler längerer Theil, der eine graue Farbe hat, eine Querfurchung trägt und harte bröcklige Consistenz besitzt. Das Horn wird hart an der Basis excidirt.

Am 1. Mai kehrt die Dame zurück mit einem abermaligen Recidiv, das nunmehr ein Bild darbietet, wie es Ihnen diese Zeichnung (Fig. 26) veranschaulicht.

An der alten Stelle haben sich 2 neue Haut-Hörner entwickelt, die länger als die zuletzt excidirten sind, nämlich 2 und 1,5 cm messen. Sie erheben sich im spitzen Winkel zur Oberfläche der in der Umgebung ganz gesunden Haut unmittelbar am freien Lidrand. Sie divergiren geweihartig, zeigen eine 4 kantige Form, und gleichen einem echten Widderhorn, durch spiralige Drehung um die Längsachse. Die Wurzel scheint bis zur inneren Lidkante zu reichen. Noch mehr als beim ersten Recidiv sind die beiden Abschnitte geschieden: der proximale, weichere, hautähnliche und der distale ganz verhornte. Der hornige Theil ist empfindungslos, Berührung des Wurzeltheiles werden empfunden und Zerrungen machen sogar erhebliche Schmerzen. Dieser Umstand wie die Entstellung erforderten radikale Entfernung.

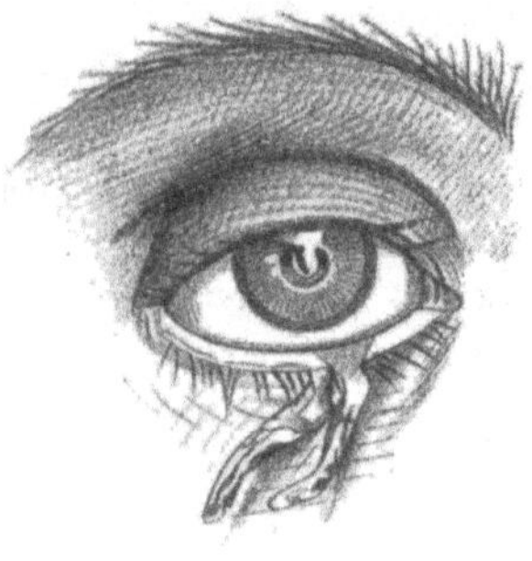

Fig. 26.

Die Wurzel wird von Herrn Geheimrath Hirschberg bis zur innern Kante des Lidrandes gründlich excidirt, sodann die benachbarte Haut unterminirt und durch 2 Nähte geschlossen.[1]

Die beiden Haut-Hörner werden in Formol gehärtet, in Alkohol entwässert, in Paraffin eingebetet und das längere in Längs- und das andre in Querschnitte zerlegt.

Die Basis des Tumor wird von der Cutis gebildet, in dessen Bindegewebe sich Muskelfasern, gröbere und feinere Blutgefässe finden. Die Epidermis in der Umgebung der Hornhaut-Wurzel ist verbreitert und sendet Zapfen und Kolben in die Tiefe, in denen das Epithel sich vielfach concentrisch abplattet und Hornperlen bildet. An der Basis des Hauthorns selbst sehen Sie im aufgestellten mikroskopischen Präparat (Fig. 27) eine mächtige hypertrophische Papille aufwärtsstreben; sie ist stark in die Länge gezogen und giebt seitliche Abzweigungen ab, die das Mark des Horns bilden. Eine solche schmale Papille, deren Verbindung mit der basalen freilich in dem abgebildeten Schnitt nicht getroffen ist, erreicht fast die Spitze des Horns. Die Papillen führen reichlich Blutgefässe mit sich. Sie sind umlagert von

---

[1] Während der Korrektur. Es ist bis heute (15. Januar 1903) kein Recidiv wieder aufgetreten.

mächtigen Epithelschichten, welche die einzelnen Schichten der Epidermis noch genügend erkennen lassen. Die Papillen sind zunächst von einer Schicht cylindrischer Zellen bekleidet, dann folgt eine mehr oder weniger mächtige Schicht von Stachelzellen, die gegen die Peripherie zu allmählich spindelförmig werden, dann das Protoplasma und die Kerne verlieren und schliesslich als verhornte Epidermoidal-Lamellen die Rinde und Hauptmasse des Hornes bilden. Ausser in Form dieser concentrischen Lamellen, die die Papillargruppen umkleiden, finden wir die Hornsubstanz noch als schmale in der Fortsetzung der Papillen laufende Säulen, ferner als lockeren Knäuel fasriger Anhäufung.

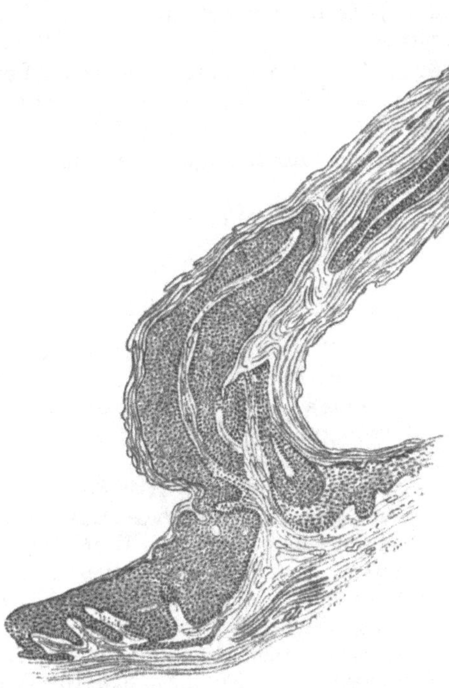

Fig. 27.

Die Bilder des quergeschnittenen Hornes entsprechen ganz denen des längsgeschnittenen.

Inwiefern, m. H., kann nun dieser Befund zu der strittigen Frage der Genese der Haut-Hörner Stellung nehmen? Haben wir es mit echten hypertrophischen Papillen zu thun oder ist das Mark der Epidermiszapfen nichts anderes als Bindegewebssepten im Sinne Mitvalsky's?

Ein Beweis lässt sich natürlich nicht geben. Ein Blick durchs Mikroskop aber oder auf Fig. 27 muss Sie doch für die papilläre Theorie gewinnen. Die Geschwulst hat einen papillomartigen Aufbau. Wir haben Ausläufer der Cutis, die fast die Spitze der Neubildung erreichen; ihr kontinuirlicher Zusammenhang ist in fast allen Präparaten mehr oder weniger nachweisbar.

Sie wiederholen die Structur der Papillen, führen reichliche Blutgefässe und lassen beinahe überall einen Beleg mit Cylinder-Epithel erkennen. Es gehört, m H., viel künstliche Kombination dazu, um den Befund im Sinne Mitvalsky's zu erklären.

Ohne es für alle Fälle gelten lassen zu wollen, möchte ich für Vorliegendes, wie es Spietschka, Ballaban und Nantanson in den ihrigen gethan haben, das Grundprinzip der Structur in Papillarhypertrophie, übermässiger Epithelbildung und Hyperkeratose sehen.

Ob die Fälle, in denen solche Papillarhypertrophie fehlt, prinzipiell von dem unsrigen verschieden sind, und Berechtigung besteht, sie als falsche Haut-Hörner von den echten zu trennen, möchte ich hier nicht entscheiden.

2) Herr Rosenstein: a) Krankenvorstellung.

b) Mikroskopische Präparate.

3) Herr J. Hirschberg: Ueber neue Augenmagnete. (Vorläufige Mittheilung und Demonstration eines Patienten, dem ein Eisensplitter aus der Netzhaut mit vollem Erfolge entfernt wurde.)

4) Herr Fehr demonstrirt eine zur Reinigung des Lidrandes vor Operationen dienende neutrale Seife.

5) Herr Crzellitzer: Krankenvorstellung (Verschiebung der Krystall-Linse in den Glaskörper).

Sitzung vom 23. October 1902.

1) Herr Fehr stellt einen Fall von Heilung schwerer Keratomalacie vor. Das Kind kam 7 Wochen zuvor in marastischem Zustande in Prof. Hirschberg's Poliklinik. Sehr seltener Lidschluss, Bindehaut trocken und mit weisslichem Schaum bedeckt, die Hornhaut trägt beiderseits in der Lidspaltenzone einen oberflächlichen grauen Schorf.

Die Behandlung ist die seit Jahren in Prof. Hirschberg'scher Anstalt übliche, die sich auf Erfüllung der Causal-Indication beschränkt: 1. Kräftigung des Allgmein-Zustandes durch Regelung der Ernährung und damit Besserung der Widerstandsfähigkeit des Hornhaut-Gewebes; 2. Vermeidung der Austrocknung und der Einwanderung von Bakterien in den Bindehaut-Sack und in die oberflächlich nekrotische Hornhaut durch feuchten Dauerverband. Letzterer wird täglich erneuert und mit Collodium auf der Haut befestigt. — Nach 8 Tagen schon ist die linke Hornhaut klar und spiegelnd, nach 14 Tagen auch die rechte, nach 3 Wochen können die Augen frei gelassen werden. Heute ist das Kind blühend und zeigt zwei Augen, denen man nicht mehr ansieht, dass sie vor so kurzer Zeit in so grosser Gefahr geschwebt haben.

a) Herr Fehr demonstrirt mehrere Sorten einer neutralen Seife, die, von Dr. Stiepel hergestellt, seit $^3/_4$ Jahren mit Erfolg in Prof. Hirschberg's Klinik zum Waschen der Lidränder der zu operirenden Augen angewendet worden ist.

Dr. Stiepel gelang die Herstellung durch Wahl einer besonderen organischen Säure, deren Na- und K-Verbindungen gute Waschkraft besitzen, ohne in wässrigen Lösungen freies Alkali abzuspalten.[1]

---

[1] In letzter Zeit sahen wir doch nach Waschen mit dieser Seife eine Bindehautreizung, die einen Aufschub der Star-Operation erforderte. Allerdings war beim Waschen eine geringe Menge in den Bindehautsack hineingelangt.

2) Herr Schöler: Kranken-Vorstellung. (Verletzung des Auges durch einen Glassplitter, der 6 Monate später spontan ausgestossen wurde.)

3) Herr Lehmann: Totale Durchbohrung des Augapfels durch einen Eisensplitter. (Veröffentlicht im October-Heft des Centralbl. f. Augenheilk. 1902. S. 290.)

4) Herr J. Hirschberg: Magnet-Operation und doppelte Durchbohrung des Augapfels durch Eisensplitter. (Vgl. Januar-Heft des Centralbl. f. Augenheilk. 1903. S. 9.)

5) Herr Cowl (a. G.): Beitrag zur Röntgen-Diagnostik. (Veröffentlicht im October-Heft des Centralbl. f. Augenheilk. 1902. S. 290.)

6) Herr Steindorff: Fall von präsenilem Star mit Symptomen von angeborener Bulbär-Paralyse. (Veröffentlicht im November-Heft des Centralbl. f. Augenheilk. 1902. S. 329.)

7) Herr J. Hirschberg zeigt Läuse vom Augenlid.

Der Fall betraf ein 8jähriges Mädchen aus Russland, das in einer russisch-polnischen Pension zu Berlin sich befand. Die Mutter, die zu einer Frauen-Operation nach Berlin gekommen, hatte seit wenigen Tagen eine kleine bräunliche Hervorragung am linken Oberlid des Kindes beobachtet. Das letztere klagte nicht. Die Lupe zeigte einen festhaftenden, aber doch weiter, als gewöhnlich, hervorragenden Phthirius inguinalis; am Oberlid des rechten Auges einen zweiten. Nach Einreiben mit grauer Salbe gelang die Entfernung leicht. Eier an den Wimpern und weitere Thiere waren nicht vorhanden, auch nicht an den anderen Theilen des Körpers. Das eine von den beiden Thieren war ein Männchen, das andere eine Weibchen, so dass doch die Gefahr einer weiteren Verbreiterung des Uebels vorgelegen hatte. Denn trotz der weiten Entfernung zwischen den beiden Thieren zeigte das Weibchen den Uterus vollgestopft mit Eiern, die schon befruchtet sein konnten. Seit vielen Jahren ist dies der erste Fall wieder in der Privat-Praxis. Auch saubere Menschen, namentlich Kinder, können der Ansteckung unterliegen, worauf ich schon in meiner Veröffentlichung (Berl. klin. W., 1881, Nr. 1) hingewiesen habe. In einem anderen Falle war mir ein kleines Mädchen, Kind sehr sauberer Eltern, aus Brasilien zur Schiel-Operation gebracht worden. Im Kanal wurde es plötzlich kalt und stürmisch. Man legte das Kind zu Bett und deckte es mit mehreren Decken zu. Nach der Landung klagte es über Jucken. Ich fand die Läuschen und beseitigte dieselben vor der Schiel-Operation.

8) Herr Rosenstein: Ueber Hornhaut-Färbung.

Die Hornhaut-Färbung wurde sachgemäss zuerst von de Wecker 1869 in der jetzt üblichen Stichelungs-Methode ausgeführt. Sie wird nach diesem Princip mit kleinen Modificationen noch heute geübt. Die Litteratur (in der Deutsch. medic. Wochenschrift 1891 von Prof. Hirschberg gesammelt) ist ziemlich umfangreich; sie bestätigt die ersten Erfahrungen und setzt die Indicationen fest.

Die histologischen Untersuchungen über das Schicksal der eingestichelten Tusche sind nicht so reichlich, wie die klinischen Beobachtungen. Sie sind theils experimenteller Natur (Kotelmann, Tätowirungen bei einem Lämmergeier), theils wurden sie an Augen angestellt, die lange Zeit nach der Stichelung zur Section gekommen waren.

Diese Untersuchungen ergaben, dass das Deck-Epithel der Hornhaut frei von der Farbe ist; darauf beruht der schöne Glanz des Fleckes. Das Pigment sitzt in den vorderen Schichten der narbigen Hornhaut bis zu $^1/_4$ ihrer Dicke, zum Theil in Zellen, meist ausserhalb derselben, auch in den Wandungen neugebildeter Blut-Gefässe. (Hirschberg, A. f. O., 1882, XXVIII.)

Browicz (A. f. O., XXVIII) fand die Farbstoff-Körner in platten Zellen eingeschlossen, theils in den Spalträumen als grössere Schollen, theils körnig in den Wänden der Blut-Gefässe. Holm sah den Farbstoff in den Endothelien der Gefässe.

Untersuchungen von frischen Tätowirungen am Menschen-Auge sind naturgemäss seltener, deshalb scheint mir die Demonstration von mikroskopischen Präparaten einer 10 Tage alten Färbung von einigem Interesse zu sein.

Der Fall betrifft einen jungen Mann aus Amerika, dessen rechtes Auge vor 18 Jahren durch einen Armbrustbolzen-Schuss verletzt worden war. Es wurde damals von Prof. Hirschberg 6 Wochen lang conservativ behandelt und — wenn auch ohne Sehkraft — erhalten. Jetzt kommt der Patient aus kosmetischen Gründen in Geh.-Rath Hirschberg's Klinik.

Der rechte Bulbus ist geschrumpft, nicht weich, etwas viereckig; Hornhaut in toto getrübt; über die Mitte zieht ein breites Band intensiverer Trübung. S natürlich = 0. Enucleation wird angerathen; sie wird verweigert. Ein Glasauge auf den phthisischen Bulbus zu setzen schien unzweckmässig; daher wird Tätowirung beschlossen: Bildung einer grossen Pupille, mit Stichelung in der Peripherie der narbigen Hornhaut. Der Erfolg ist der gewünschte.

Am nächsten Tage Auge etwas geröthet, völlig schmerzfrei; Fleck tiefschwarz. Am 9. Tage traten Blendungs-Erscheinungen im gesunden Auge auf, die die Entfernung des gestichelten Bulbus indicirten. Enucleation zufallsfrei. Das gesunde Auge ist gesund geblieben.

Section: Der Bulbus ist entartet. Der Glaskörper-Raum obliterirt, von Bindegewebs-Strängen durchzogen, in welche von der entarteten Chorioidea ausgehende Knochen-Spangen hineinragen.

Die Hornhaut ist gut geschwärzt. Sie wird excidirt und in Paraffin eingebettet.

Die mit Hämatoxylin und van Gieson gefärbten Präparate zeigen folgendes Bild: Die Cornea ist getrübt, hat ihren lamellösen Bau eingebüsst, ist von massenhaften neugebildeten Gefässen durchzogen. Das Deck-Epithel ist geschrumpft, über der Invasions-Stelle der Tusche ganz geschwunden. Die obersten Schichten sind aufgefasert; in ihnen liegt das Gros des Farbstoffes zusammengeballt. Ein Theil der Farbe liegt in den tieferen Hornhaut-Schichten, durch die Stichelung selbst dorthin gebracht. Nun gehen von diesen tieferen Schichten einzelne spärliche Lymphspalten aus, und in diesen liegt der Farbstoff in kleinen Körnchen reihenweise angeordnet. Die ersten Partikelchen sind schon relativ weit von den Hauptmassen fortgewandert.

In den Gefässen, besonders aber in den Endothelien der Intima konnte ich noch keinen Farbstoff entdecken. — Da sich in dieser reichlich vascularisirten Hornhaut sicher recht vitale Processe abgespielt haben, so ist vielleicht der Schluss erlaubt, dass die erste Reaction des Hornhaut-Gewebes auf die Tusche-Einführung in einer Aufsaugung der Farbe durch die Lymphspalten besteht.

Sitzung vom 27. November 1902.

1) Herr Rosenstein: Kranken-Vorstellung (angeborene Geschwulst der Augapfel-Bindehaut).

Bei einem 2 Jahre alten Kinde in Prof. Hirschberg's Poliklinik zeigte sich 6 Wochen nach der Geburt ein gelber, auf der Unterlage unverschieblich aufsitzender, flacher Tumor, der scharf mit dem Limbus abschneidet, nach dem Aequator zu aber unscharf begrenzt ist. Er nimmt allmählich an Grösse zu. Probe-Excision eines Stückchens soll die anatomische Diagnose ganz sicherstellen; wahrscheinlich handelt es sich um ein epibulbäres Lipodermoid.

2) Herr Jacobsohn: Kranken-Vorstellung (Lipodermoid, mit der Thränen-Drüse zusammenhängend).

3) Herr Steindorff: Kranken-Vorstellung (Exstirpation eines Cancroid des Unterlides und Lid-Plastik).

Vor 6 Jahren entfernte Geh.-Rath Hirschberg dem damals 55 Jahre alten Manne wegen Krebs das ganze r. Unterlid sammt einem Theile des Bindehaut-Sackes; der Defect wurde durch einen gestielten Lappen gedeckt, der von der Schläfe genommen wurde. Es ist kein Recidiv aufgetreten, und der Mann hat jetzt einen fast normalen Bindehaut-Sack. Das Auge ist gesund und beweglich. Natürlich fehlen die Wimpern des Unterlids. Es kommt darauf an, weit im gesunden Gewebe zu operiren, freilich braucht man von der Bindehaut nicht so viel mit fort zu nehmen, da es sich um einen Haut-Krebs handelt. Den Lappen von der Nasen- oder Wangenseite herzunehmen lag keine Veranlassung vor, weil das Lid, dessen Knorpel entfernt war, sonst leicht herabsinken würde.

4) Herr Fehr: Kranken-Vorstellung (Stauungs-Papille nach perforirender Verletzung in der Ciliarkörper-Gegend).

Fehr stellt einen 24jährigen Schlosser vor, der am 4. Oktober 1902 einer schweren Verletzung wegen, Prof. Hirschberg's Klinik aufsuchte. $1^1/_2$ Stunde zuvor hatte ein Arbeits-Genosse mit einem 3kantigen spitzen Instrument ihm ins linke Auge gestossen.

Das Auge ist geröthet, weich, und zeigte nahe dem inneren Hornhaut-Rande eine klaffende, dreieckige Lappenwunde in der Sklera, deren horizontaler Schenkel noch 4 mm weit in die Hornhaut reicht. In der Hornhautwunde liegt Iris vor; die Wund-Ränder wie die Umgebung des Auges sind mit Metall-Staub verunreinigt. Sehschärfe links: Finger in nächster Nähe.

Die klaffende Skleralwunde wurde durch 2 Bindehaut-Nähte gedeckt und der Iris-Vorfall ausgeschnitten. Die Heilung nahm einen überraschend günstigen Verlauf. Das Auge blieb reiz- und schmerzlos; wohl sah man im vorderen Glaskörper gefiederte Trübungen, von denen es nicht klar war, ob sie von Blutungen stammten oder Exsudaten; die S. aber wurde von Tag zu Tag besser, das Gesichtsfeld zeigte normale Grenzen und die Wunde glättete sich und verheilte gut. Am 17. November war $S = {}^5/_{15}$, in der Nähe wurde feinste Schrift erkannt, Gesichtsfeld normal, und Patient sollte entlassen werden. Da fand sich beim Aufnehmen des Entlassungs-Status im Augengrund eine typische Stauungs-Papille, die heute noch unverändert besteht. Sehnerv geröthet, geschwollen und schlecht abgegrenzt. Venen stark verbreitert und geschlängelt. Keine Herd-Erkrankung.

Glaskörper ziemlich frei. Bald war Rückbildung zu beobachten. Eine genügende Erklärung für diese von Herrn Geh.-Rath Hirschberg schon vor vielen Jahren[1] als traumatische oder perforative Stauungs-Papille bezeichnete Erscheinung kann nicht gegeben werden.

Es bleibt zweifelhaft, ob sie rein mechanischen oder entzündlichen Einflüssen ihre Entstehung verdankt; immerhin mag das Letztere die grössere Wahrscheinlichkeit für sich haben. Meist findet man sie in solchen durchbohrten Augäpfeln, die wegen der Schwere der Verletzung hatten entfernt werden müssen. Die klinische Beobachtung, noch dazu bis zur Heilung, ist selten.

5) Herr J. Hirschberg: Ein wichtiger Punkt bei der Operation der Weich-Stare. (Veröffentlicht im Dezember-Heft des Centralbl. f. Augenheilk. 1902. S. 353.)

6) Herr Fehr: Zum klinischen Bilde der Augengeschwülste.

Vortragender demonstrirt die farbigen ophthalmoscopischen Bilder 3. Fälle von Aderhaut-Sarcom und eines Falles von Pseudo-Gliom mit den dazugehörigen anatomischen Präparaten. Es werden die charakteristischen klinischen Symptome hervorgehoben und für sie durch den Vergleich der Bilder mit dem makroskopischen Präparat Deutung und Erklärung zu geben versucht. (Ausführliche Veröffentlichung vorbehalten.)

7) Herr Dr. E. V. Knape aus Finnland (a. G.): Ueber Aetiologie der Retinitis pigmentosa.

Vortr. sucht ein Kausal-Verhältniss zwischen Retinitis pigmentosa, die Entwickelungsanomalien, die mit Renititis pigmentosa behaftete Personen oft haben, und die Komplicationen, Augenleiden, fieberhafte Krankheiten, Syphilis u. s. w., welche solche Personen am öftersten zeigen oder durchgemacht. Vortr. stützt sich auf Literaturangaben und eigene pathologisch-anatomische Untersuchungen und nimmt an, dass die Chorioidalgefässe bei an Retinitis pigmentosa leidenden Personen einen Locus minoris resistentiae darbieten, was von einer Entwickelungsanomalie dieser Gefässe abhängt. Um die angeborene Disposition in Retinitis pigmentosa überzuführen ist ein auslösendes Moment von Nöten. Dieses auslösende Moment sucht der Vortr. in den obengenannten Komplicationen. Vortr. nimmt an, dass die angeborene Disposition nicht immer zur Entwickelung kommt, kann aber weiter vererbt werden und in folgender Generation möglicherweise sich entwickeln, wenn ein auslösendes Moment auftritt. (Der Vortrag und die pathologisch-anatomischen Untersuchungen des Vortr. werden bald im Arch. f. Augenheilkunde veröffentlicht werden.)

8) Herr Wiener (a. G.): Ueber die Bildung von Glashäuten in der Vorderkammer.

Nachtrag. Herr F. Schöler: Krankenvorstellung.

I. Pemphigus. Bei der 14jährigen Patientin Bertha B. war im April 1902 eine Entzündung beider Augen aufgetreten, welche dem Bilde eines Randphlyktäne zu entsprechen schien. Am rechten Auge sass sie an der nasalen Hornhautseite im Lidspaltenbezirk, links genau entsprechend an der

[1] Hirschberg, Ophthalmoskopie, in Eulenburg's Real-Encycl., 1888, 2. Aufl., XIV, S. 685.

temporalen Partie des Limbus. Die Erkrankung trotzte jeder therapeutischen Maassnahme. Die Hornhaut trübte sich bald am Rande in geringer Ausdehnung neben den anfänglichen erkrankten Limbuspartien. Die Entzündung und Infiltration setzte sich auf der Bindehaut des Augapfels immer dem Lidspaltenbezirk folgend weiter fort und bildete in beiden Augen einen leichten Buckel, ähnlich einem episcleritischen Herde, etwa $^1/_2$ cm weit von der Hornhaut. Auf der Höhe dieses Buckels bildete sich ein flaches, linsengrosses Geschwürchen. Im Mai traten am linken Vorderarm grosse Pemphigusblasen auf und zwar die ersten am 12. Mai, die zweite Eruption erfolgte am 25. Mai und schliesslich erschienen am 6. Juni auf der ersterkrankten Hautstelle neue Blasen. Alle diese Blasen verheilten schnell. Trotz aller Bemühungen blieb der Zustand der Augen mit starker Lichtscheu und Thränen bestehen. Nachträglich mag bemerkt sein, dass es sich bis zum Januar 1903 nicht wesentlich verändert hat. Noch am 6. Januar traten neue Pemphigusblasen an den Beinen auf. Der Zustand der Augen war derselbe geblieben.

Ein im Jahre 1900 beobachteter Fall von ähnlicher Bindehaut-Hornhaut-Erkrankung bei dem 15jährigen Mädchen Martha U., der ebenfalls mit dem Auftreten von Pemphigusblasen an den Extremitäten verlaufen war, war schliesslich zur Heilung gekommen.

II. Synchysis scintillans. Der Fall betraf einen 69jährigen Staroperirten, August O., bei welchem 14 Tage nach der Extraction eine Nachstaroperation ausgeführt war. Die genügend weite Lücke erwies sich bei dem ersten Verbandwechsel völlig verlegt und zwar lagen kleine grauweise, glänzende Körperchen in ihr und der vorderen Kammer bis zur Hornhaut hin, die sich bei Augenbewegungen hin und her bewegten. Es handelt sich um eine Synchysis scintillans, wie sie auch am anderen Auge bestand, bei welcher die Cholestarin- und Kalk-Krystalle des Glaskörpers den Erfolg zur Zeit in Frage gestellt hatten.

1903

Sitzung vom 29. Januar 1903.

1) Herr J. Hirschberg: Nachruf für Panas.

2) Herr Spiro: Krankenvorstellungen: (a) Cholestearinkrystalle in der Linse; b) Cataracta coerulea congenita mit eigenartigen Farbenerscheinungen; c) Ectopia lentis.

3) Herr Löser: Krankenvorstellung. Ueber eine seltene Verwachsung zwischen Cornea und Conjunctiva der oberen Uebergangsfalte im Verlaufe einer schweren Conjunctivitis gonorrhoica. (Veröffentlicht im Märzheft 1903 dieses Centralblattes.)

4) Herr Mühsam: Krankenvorstellung (Sklerodermie).

5) Herr Steindorff: Krankenvorstellung (Schläfenschuss), veröffentlicht im Septemberheft 1903 dieses Centralblattes.

6) Herr Rosenstein: Mikroskopische Demonstration (Pseudogliom).

7) Herr Hirschberg: Krankenvorstellung. (Cataract in der Vorderkammer).

8) Herr Fehr: Zur Kenntniss der Retinitis proliferans.

Sitzung vom 26. Februar 1903.

1) Herr Fehr: Krankenvorstellung (Stauungspapille nach Skleralverletzung).

2) Herr Steindorff: Krankenvorstellung (Magnet-Fall).

3) Herr F. Mendel: Anatomische Demonstration (Bulbus mit Miliartuberculose).

4) Herr May: Iritis mit Glaucom.

5) Herr Rosenstein: Ueber erworbenen Nystagmus bei Nervenkrankheiten.

6) Herr F. Mendel: Ueber einen Fall von Atrophie des Sehnerven bei Tumor der Schädelbasis.

Sitzung vom 26. März 1903.

1) Herr Fehr: Krankenvorstellung (Iris-Sarcom).

2) Herr F. Schöler: Krankenvorstellung (Pons-Erkrankung).

3) Herr Oppenheimer: Krankenvorstellung (Molluscum contagiosum am Intermarginalsaum).

4) Herr Hoffmann: Krankenvorstellung (Maligner Naevus pigmentosus der Conjunctiva bulbi).

5) Herr Salomonsohn: Ueber Verwendung dreiprocentiger Skopolaminlösung zur Pupillen-Erweiterung.

Da ein Patient mit Iritis chron. sich selbst 6 Mal eine dreiprocentige Skopolaminlösung eingeträufelt hatte, ohne besonders starke Intoxications-Erscheinungen zu erzeugen, verwendet Vortr. seit einem Jahre in seiner Sprechstunde in vorsichtiger Weise diese starke Lösung häufiger, um energische und selbst bei Sphinkterkrampf anhaltend bleibende Mydriasis zu erzielen. Allgemeinvergiftung in stärkerem Grade (Delirien, Schwindel, Extremitäten- und Zungenschwere, Schwerbesinnlichkeit), kam nur einmal zur Beobachtung bei einer 54jährigen Patientin, die auch gegen kleinere Alkaloid-Dosen empfindlich war. Da Hyoscin und Skopolamin als identisch zu betrachten sind, bei ersterem aber seiner Zeit derartig starke Dosen nicht hatten zur Anwendung gelangen können, ist anzunehmen, dass der Gebrauch so starker Concentration (sie ist in der Wirkung einer 15 % Atropinlösung gleichzusetzen) nur durch grössere Reinheit der chemischen Darstellung ermöglicht ist.

6) Herr Salomonsohn: Yohimbinum hydrochloricum als Anästheticum am Auge.

Die anästhesirende Wirkung der einprocentigen Yohimbinlösung ist von Camillo Magnani entdeckt, im Jahre 1902 publicirt worden. Vortr. bestätigt, dass es ein intensiv und anhaltend wirkendes Anästheticum ist. Es erzeugt gleichzeitig Hyperämie, bei nicht gereizten Augen spät auftretende leichte Mydriasis mit erhaltener Lichtreaction, fast gar keine Accommodationsstörung.

Sitzung vom 14. Mai 1903.

1) Herr Salomonsohn stellt vor I. einen 36jährigen Patienten mit Periphlebitis der Vena temporalis superior des linken Auges und prominenten Bindegewebs-Neubildungen, welcher in den letzten 10 Jahren mehrfach Glaskörperblutungen erlitten hatte. An demselben Auge fanden sich auch choroiditische, peripher gelegene Pigmentflecke. Der Fall harmonirt in Befund und Verlauf durchaus mit den als juvenille, recidivirende Glaskörperblutungen bekannten Beobachtungen. Bemerkenswerth ist die Einseitigkeit, das fast ausschliessliche Befallensein einer Vene und das späte Auftreten des Leidens. Aetiologisch war auch in diesem Falle kein sicherer Anhaltspunkt gegeben. Neigung zu Nasenbluten war vorhanden gewesen, Lungen, Herz, Urin und Blut waren normal, Lues nicht anzunehmen, dagegen hereditäre Prädisposition für Tuberculose sicher.

II. Einen 32jährigen Patienten, bei welchem sich in kurzer Zeit aus einem Herpes corneae mit Hypästhesie der Hornhaut zunächst eine Keratitis punctata centralis und dann in typischer Weise das Bild der Keratitis disciformis (Fuchs) entwickelt hatte. Verlauf des Leidens und die resultirende Hornhauttrübung war therapeutisch bisher nicht beeinflussbar, es soll eine Jequiritolkur versucht werden.

2) Herr Ginsberg: Demonstration einer malignen Geschwulst des Ciliarepithels.

Rechtes Auge eines 5jährigen Kindes. Der temporale Quadrant des Ciliarkörpers erscheint von einem grauen, sehr gefässarmen Tumor eingenommen, welcher, unter Abdrängung der Iris von ihrer Wurzel, in die Vorderkammer gewuchert ist.

Mikroskopisch zeigt sich der temporale Ciliarkörperquadrant von Geschwulst bedeckt und, unter Durchbruch seines Pigmentblattes und Zerstörung seines Gewebes, von ihr ergriffen. Der Tumor ist auf dem Schnitt im Wesentlichen aus Zellsträngen zusammengesetzt, die aus cylindrischen und cubischen, theils ein-, theils mehrschichtig epithelial angeordneten Elementen bestehen. Die Zellstränge gehen äquatorialwärts in die normale Pars cil. ret. über. Auf der Glaskörperseite des Corp. cil. hängen die Zellstränge vielfach miteinander zusammen und begrenzen hier unregelmässig rundliche, mit hyalinen Massen und vereinzelten Zellen (Leukocyten, Bindegewebszellen) gefüllte Hohlräume, so dass an das Bild eines multiloculären Kystoms erinnert wird. Zwischen Ciliarkörper und abgedrängter Iris formiren die Epithelien im Schnitt theils bogenförmige oder spiralig gewundene, stellenweise den „Rosetten" der Netzhautgliome gleichende Figuren, welche einen meist an der Concavität, seltener an beiden Seiten gelegenen hellen, scharf abgestutzten Randsaum erkennen lassen, in welchem zahlreiche Mitosen sich finden (ähnlich wie beim Centralkanalepithel), theils liegen die Tumorzellen als unregelmässig eckige oder prismatische Formen ohne bestimmte Anordnung in epithelialer Weise aneinander. Dieser Theil des Tumors ist mehr solide, hat viel weniger Hohlräume. Im Ciliarkörper selbst wächst die Geschwulst wie ein gewöhnliches Carcinom in Form verzweigter Zellstränge in die Musculatur hinein. Auf der abgedrängten Iris breitet sich der Tumor membranös aus in Form einer theils ein-, theils mehrschichtigen Cylinder-Epithellage. Eine ebensolche Membran überzieht stellenweise die Glaskörperseite des ganzen Tumors und einen grossen, in der Vorderkammer befindlichen nekrotischen Knoten. Diese Membranen erheben sich hier und da in Falten von der Unterlage. Der Tumor hat ausser der grossen noch einige kleinere nekrotische Stellen, sehr spärliche zartwandige Gefässe und hier und da verstreutes Pigment aus dem zerstörten bezw. durchwanderten Pigmentblatt des Ciliarkörpers. — Im Ganzen macht die Geschwulst den Eindruck, als hätte sie sich aus einer flächenhaft wuchernden und dabei vielfach sich faltenden Membran gebildet.

Alle übrigen Augentheile sind frei von Tumorbildung.

Es handelt sich also um eine vom Ciliarkörper-Epithel ausgegangene maligne Geschwulst. Von dieser Art sind bisher zwei Fälle beschrieben: Lagrange wählt die Bezeichnung „Carcinom", Leber-Emanuel nennen den Tumor „Gliom". Beide Benennungen sind nicht einwandsfrei: die Geschwulst bildet nur stellenweise das histologische Bild eines Carcinoms: den typischen Bau des Netzhautglioms (perivasculäre Anordnung der meist runden Zellen u. s. w.) zeigt sie überhaupt nicht, nur die in der Umgebung der Gliomrosetten vorkommenden eckigen und rübenähnlichen Formen finden sich im Ciliartumor wieder. Da ferner das Ciliarepithel höchstwahrscheinlich nicht als gliös, sondern als undifferencirt aufzufassen ist (Sachsalber u. A.), da ausserdem im Tumor keine Glia gebildet wird (negativer Ausfall der Benda'schen Färbung), so ist die Bezeichnung „Gliom" auch histogenetisch nicht berechtigt. Trotzdem besteht eine sehr enge Beziehung dieser Tumoren zu den aus der Pars optica retinae hervorgegangenen „Gliomen". Die Rosetten und Spiralfiguren der letzteren stellen nach Ansicht des Vortr. undifferencirte Elemente der Netzhautanlage dar von einer Entwicklungsstufe, auf welcher das Ciliarepithel zeitlebens stehen bleibt.

Mag also auch eine befriedigende Bezeichnung noch ausstehen, jedenfalls ist Emanuel darin beizustimmen, dass bisher dem Wesen nach nur eine einheitliche Art primärer maligner Netzhautgeschwülste bekannt ist.

Ueber das Verhältniss der letzteren zu den mit epithelialen Einschlüssen versehenen Gliomen bezw. Ependynomen des Centralnervensystems ist zur Zeit trotz mancher morphologischer Aehnlichkeiten ein Urtheil nicht abzugeben.

Discussion. Herr Greeff weist auf die Anschauung Terrien's hin, dass das Ciliarepithel gliöser Natur sei. Ferner bemerkt er, dass das Ciliarepithel namentlich bei Schlangen sehr schön ausgebildet sei und sich daher besonders zu weiteren Untersuchungen eigne.

Herr Ginsberg hält aus entwicklungsgeschichtlichen Gründen an der Sachsalber'schen Anschauung von der Natur des Ciliarepithels fest.

3) Herr Levinsohn: Ueber das Verhalten des Ganglion cervicale supremum nach Durchschneidung seiner prä- und postcellulären Fasern.

4) Herr v. Michel: Mikroprojectionen von Augenschnitten mit dem neuen Zeiss'schen Projections-Apparat.

Sitzung vom 18. Juni 1903.

1) Herr Salomonsohn: Krankenvorstellung (Schleimhautwucherung der Bindehaut).

2) Herr W. Feilchenfeld: Kurzer Bericht über eine epidemische Augen-Entzündung in zwei Charlottenburger Gemeindeschulen.

In den Schulen werden öfter akute Augen-Entzündungen beobachtet, die zu Schulschluss Veranlassung geben und zu dem Gerüchte, eine Epidemie von ägyptischer Augen-Entzündung sei ausgebrochen. Fast immer handelt es sich dabei um einen recht unschuldigen Katarrh. Im März 1903 wurden zwei Charlottenburger Gemeindeschulen mit 2000 Kindern wegen einer „Augen-Epidemie" geschlossen; für ärztliche Behandlung wurde Seitens der Polizeibehörde nicht gesorgt. Vortr. hatte Gelegenheit, eine verhältnissmässig grosse Zahl der Schüler dieser Schulen im Charlottenburger Jugendheim zu untersuchen und zu behandeln. Von den Mädchen zeigten viele einen leichten Bindehautkatarrh, der aber in fast allen Fällen ohne eingreifende Behandlung in wenigen Tagen schwand; von den Schülern der geschlossenen Knabenschule zeigten nur wenige eine Conjunctival-Affection. Trachom-Verdacht bestand in keinem Falle. Bei der Nachuntersuchung durch den beamteten Arzt erwiesen sich von den 2000 Kindern nur 4 als krank, obwohl die meisten ohne jede Behandlung geblieben waren. Die Augen-Epidemie war demnach anscheinend ein leichter Bindehautkatarrh. Vortr. verlangte, dass bei epidemischer Augen-Entzündung in Schulen ein Augenarzt zugezogen werde, und dass Schulen nur auf Grund einer durch bakteriologische Untersuchung gesicherten Diagnose geschlossen werden, ferner sollte in dem Ministerialerlass vom 20. Mai 1898 in der Anweisung zur Verhütung der Uebertragung ansteckender Augenkrankheiten durch die Schule ein Unterschied zwischen Follicularis und der ganz unschuldigen Follikelschwellung (Schulfollicularis) gemacht werden.

3) Herr Levinsohn: Mikroskopischer Befund eines Aderhautcoloboms mit vorspringendem Skleralzapfen vom Kaninchen.

4) Herr Herzog: Beitrag zur Physiologie der Netzhaut.

Sitzung vom 16. Juli 1903.

1) Herr A. Guttmann: Ueber das Bindegewebe in der menschlichen Iris.

2) Herr v. Haselberg: Krankenvorstellung (doppelseitige Hemianopsie).

3) Herr Wessely: Ueber die Wirkung der verschiedenen Nebennieren-Präparate auf's Auge.

4) Herr Litten (a. G.): Ueber die Veränderungen der Netz- und Aderhaut bei Schrumpfniere.

5) Herr Pollack: Krankenvorstellung (Myxosarcom der Papille).

Sitzung vom 19. November 1903.

1) Herr Hirschberg: Krankenvorstellung (Doppelseitiger Markschwamm der Netzhaut). Vgl. Dezember-Heft 1903.

2) Herr Hirschberg: Krankenvorstellung (Verschimmeltes Geschwür am Unterlide). Vgl. Januar-Heft 1904.

3) Herr Greeff: Krankenvorstellung (Convergenzkrampf).

4) Herr Greeff: Gangliöse Nervenfasern in der Retina.

5) Herr W. Nagel macht Mittheilungen zur Differentialdiagnostik der angeborenen Farbensinns-Störungen.

Abgesehen von den leider nicht ganz seltenen Fällen, in denen ungenügende Kenntniss vom Wesen der Farbenblindheit und unzureichende Vertrautheit mit den besten diagnostischen Methoden (z. B. Holmgren's Wollprobe) irrige Diagnosen über den Zustand des Farbensinns veranlassen, können wirkliche Schwierigkeiten für die Diagnose theils durch die noch sehr wenig verständlichen Fälle hochgradiger „Farbenschwäche", theils durch die in neuerer Zeit eingehend untersuchten und nicht seltenen „anomalen trichromatischen Farbensysteme" (Rayleigh, Donders) entstehen. Diese sind identisch mit Holmgren's „unvollständig Farbenblinden". Bei der Mehrzahl der üblichen Untersuchungsmethoden geben sie Anlass zur Verwechselung mit wirklich Farbenblinden, und zwar der bisher am besten bekannte Typus zur Verwechselung mit „Grünblindheit", ein andrer, neuerdings durch Levy beschriebener, zur Verwechselung mit „Rothblindheit". Sie unterscheiden sich aber von diesen dadurch ganz wesentlich, dass es nicht möglich ist, für ihren Farbensinn sämmtliche Farbentöne des Spectrums durch Mischung von nur zwei Farben wiederzugeben, sondern der anomale Trichromat bedarf zur Herstellung gewisser Farbentöne ebenso wie der normale Trichromat dreier Farben in geeigneter Mischung. Die nach dem Verhalten dieser Leute im praktischen Leben zu erwartende Herabsetzung der Unterschiedsempfindlichkeit für Farben hat sich in Untersuchungen, die Dr. Guttmann unter Leitung des Vortr. ausgeführt hat, nur in beschränktem Sinne nachweisen lassen, nämlich nur bei Untersuchung auf kleinem fovealem Felde (im centralen Sehen). Beobachtungen auf grösserem Felde (Farbenkreisel) lassen die Unterschiedsempfindlichkeit für Farben der Normalen gegenüber nicht herabgesetzt erscheinen. Eine Besonderheit der anomalen Trichromaten liegt in der auffallenden Steigerung des Farbencontrastes, demzufolge sie z. B. an dem diagnostischen Apparate des Vortr. das Orangegelb neben Roth stets als grün bezeichnen. Auch wird es ihnen sehr schwer, die für sie deutlich unterscheidbaren Punkte der Stilling'schen Farbentafeln zu Zahlenbildern zusammenzufassen. An farbigen Laternenlichtern zeigen sie sich, wie Dr. Feilchenfeld fand, als entschieden minderwerthig gegenüber den Normalen. Sie verhalten sich hierbei fast wie Farbenblinde, während sie an Objekten, die unter grossem Gesichtswinkel erscheinen, sich wiederum fast wie Normale verhalten, ganz anders wie Farbenblinde. Für den praktischen Eisenbahn- und Marinedienst werden demnach die anomalen Trichromaten mit den Dichromaten gleichgesetzt werden dürfen, d. h. sie werden von diesen Berufsarten anzuschliessen sein.

6) Herr Herzog: Ueber einen neuen Befund bei Molluscum contagiosum.

Sitzung vom 17. Dezember 1903.

1) Herr Rosenstein: Krankenvorstellung.

2) Herr v. Haselberg: Neue Photometer mit Demonstratione.

3) Herr Nagel: Einige Worte über den Begriff Lichtsinn.

4) Herr Herzog: Ueber einen neuen Lidmuskel.

5) Herr Koll: Krankenvorstellung (Fall von Braunfärbung der Hornhaut durch Chrom).

1904

Sitzung vom 21. Januar 1904.

1) Herr J. Hirschberg: Krankenvorstellung (4 Magnetfälle).

2) Herr Fehr: Ueber vererbte, fleckige Hornhautentartung (mit Krankenvorstellungen). Veröffentlicht im Juni-Heft des Centralbl. f. Augenheilk. 1904.

3) Herr Herzog: Mittheilung über Befunde von Demodex folliculorum und deren Bedeutung.

4) Herr von Haselberg: Demonstration eines Präparates von Cysticercus im Auge.

Sitzung vom 18. Februar 1904.

1) Herr Fehr: Krankenvorstellung (Gitterförmige Hornhauttrübung).

2) Herr Loeser: Krankenvorstellung (Aneurysma der Carotis interna).

3) Herr J. Hirschberg: Vorzeigung eines Präparates von Markschwamm der Netzhaut. Veröffentlicht im April-Heft des Centralbl. f. Augenheilk. 1904.[1]

4) Herr W. Nagel: Ueber Charpentier's Entdeckung der N-Strahlung des lebenden Körpers.

Die von Charpentier behauptete Strahlung der Muskeln und Nerven des lebenden Thier- und Menschenkörpers deckt sich völlig mit der von Blondlot behaupteten directen Strahlung der Nernst- und Auerlampe, der Sonne, sowie jeglichen gepressten oder gezerrten Körpers. Die Strahlen sind dem Auge nicht direct sichtbar; sie werden aber sichtbar, indem sie die scheinbare Helligkeit irgend einer schwachen Lichtquelle für unser Auge erhöhen. Ueberaus seltsam ist schon die Angabe, dass dies sowohl bei einem elektrischen Funken, wie bei einem Gasflämmchen, wie bei einem Fleck phosphorescirender Leuchtfarbe, wie auch endlich bei einem gewöhnlichen Papierstreifen eintreten soll, der schwaches Licht irgend welcher Herkunft reflectirt.

Der Vortr. hat einen Theil der Blondlot'schen und fast sämmtliche Charpentier'schen Versuche wiederholt, aber alle mit absolut negativem Erfolge. Es kam dabei auch ein Leuchtfarben-Präparat zur Verwendung, das Charpentier zur Verfügung gestellt hatte. Was Lummer unlängst bezüglich der Blondlot'schen Versuche bemerkt hat, trifft auch für diejenigen Charpentier's zu: man sieht thatsächlich unter den angegebenen Bedingungen sehr deutliche Helligkeits-Schwankungen des Leuchtpräparates, die aber

[1] Ein Jahr nach der Operation war das Kind frei von Rückfall. H.

nicht auf der Einwirkung irgend welcher Strahlen beruhen, sondern rein subjectiver Natur sind. Je nachdem das Bild des schwachleuchtenden Fleckes auf foveale oder nichtfoveale Netzhauttheile fällt, nimmt seine Helligkeit ab oder zu; im ersteren Falle kann es sogar leicht völlig verschwinden. Aber auch im rein indirecten Sehen ändert sich die Helligkeit wesentlich, sobald man den leuchtenden Fleck genau beobachtet; im Dämmerung-Sehen ist die Ermüdbarkeit noch grösser als im Tages-Sehen, und eine schwache Lichtquelle, die man im indirecten Sehen mit ruhigem Blicke beobachtet, wird nach wenigen Secunden schon merklich dunkler. Die kleinste Blickschwankung lässt die Helligkeit wieder auf die alte Höhe gehen.

Wir haben somit zwei von einander unabhängige Täuschungsquellen: die unwillkürlich abwechselnde foveale und extrafoveale Betrachtung und die schnelle Ermüdbarkeit der dunkeladaptirten Netzhaut.

Aus den Publicationen Blondlot's und Charpentier's geht nicht hervor, warum sie eine so hervorragend ungünstige Beobachtungsmethode gewählt haben. Wenn die von N-Strahlen getroffenen Schwefelcalcium-Theilchen wirklich stärker leuchten, warum hat man dann beim Versuch die ungünstigen Bedingungen des Successiv-Vergleichs eingehalten, statt der günstigeren des Simultan-Vergleichs? Bestreicht man eine etwas grössere Fläche, etwa von Handtellergrösse, mit Leuchtfarbe, so ist im Dunkeln auf ihr jede locale Erwärmung durch Berühren mit dem Finger oder Vorbeiführen einer Cigarre ganz leicht erkennbar: die erwärmte Stelle hebt sich als etwas heller gegen die Umgebung ab. Macht man denselben Versuch an Leuchtpapierstreifchen, die nach Charpentier's Angabe in der Breite einiger Millimeter zugeschnitten sind, so kann man die Erhellung noch immer recht gut wahrnehmen, wenn man zwei solche Streifchen neben einander setzt und den einen für einige Secunden mit dem Finger berührt. Wenn man dagegen nur ein Streifchen nimmt und dessen Helligkeit unmittelbar vor und nach einer Berührung mit dem Finger oder selbst der heissen Cigarren beurtheilen will, erkennt man sogleich, wie überaus unvollkommen ein solcher Successiv-Vergleich ist; die objectiv durch die Erwärmung merklich gesteigerte Lichtstrahlung macht sich subjectiv nicht bemerklich. Einem Physiologen wie Charpentier, der sich Jahre lang mit physiologischer Optik beschäftigt hat, musste diese Thatsache bekannt sein. Man fragt sich also erstaunt, aus welchem Grunde der Forscher die weit ungenauere Beobachtungsmethode vorgezogen hat, ohne dass darüber aus seinen Publicationen Aufklärung zu gewinnen wäre. Der Vortr. hat die Versuche sowohl nach dem von Blondlot und Charpentier geübten Verfahren, als auch unter Verwendung grösserer Phosphorescenz-Schirme ausgeführt, indessen ebenso wie alle Physiker, die Blondlot's Versuche nachgeprüft haben, mit negativem Erfolge. Auch das von Charpentier angegebene Verfahren, die Strahlen durch einen Kupferdraht zur Leuchtfarbe zu leiten, ergab ein gänzlich negatives Resultat.

Die ganze Art und Weise, wie die Versuche der Nancyer Autoren veröffentlicht sind, zeigt, dass sie in einer Art Entdeckungs-Taumel alle wissenschaftliche Kritik eingebüsst haben, da sie die zahlreichen Fehlerquellen in ihren Beobachtungen mit keinem Worte erwähnen, sie also auch offenbar nicht kennen, und keinen Controlversuch mit Umgehung dieser Fehlerquellen gemacht haben. Bei den betheiligten Physikern kann die Unkenntniss der physiologischen, in der Beschaffenheit des Auges liegenden Fehlerquellen nicht sehr überraschen, wohl aber bei dem Physiologen.

Solange keine objectiv nachweisbare Wirkung der angeblichen Strahlung von Muskeln und Nerven angegeben werden kann, muss die Wissenschaft sich den Blondlot'schen und Charpentier'schen „Entdeckungen" gegenüber auf den Standpunkt äusserster Skepsis stellen. Die Art der Publication ist eine der Wissenschaft unwürdige.

Sitzung vom 17. März 1904.

1) Herr Levinsohn: Experimentelle Untersuchungen über die von Bach und Meyer in der Medulla oblongata gefundenen Hemmungscentren der Pupille.

2) Herr Wessely: Ueber künstlich erzeugte Netzhaut-Ablösung.

Sitzung vom 19. Mai 1904.

1) Herr Pollack demonstrirt eine Frau, der ein Spindelzellensarcom aus dem Sinus frontalis entfernt worden ist.

2) Herr Hamburger: Die anatomischen und physiologischen Grundlagen der Stilling'schen Theorie über die Entstehung der Kurzsichtigkeit. Veröffentlicht im August-Heft der Zeitschrift f. Augenheilk. 1904.

3) Herr Schöler jun.: Vorläufige Mittheilung über Versuche mit Tuberkulin zu Heilzwecken.

4) Herr Karl Münch (a. G.): Ueber die musculöse Natur des Stromazellnetzes der Uvea. Veröffentlicht im October-Heft der Zeitschr. f. Augenheilk. 1904.

Sitzung vom 16. Juni 1904.

1) Herr Herzog: Ueber den Einfluss von Diffusionsströmen auf die Netzhaut.

2) Herr v. Michel: a) Myasthenia ocularis (Krankenvorstellungen), b) Tuberculose des Auges (Krankenvorstellungen), c) Demonstration pathologisch-anatomischer Präparate.

Sitzung vom 20. October 1904.

1) Herr Fehr: Krankenvorstellung (Angiom der Conjunctiva bulbi).

2) Herr J. Hirschberg zeigt eine Nachbildung eines alten Collyrien-Stempels.

3) Herr Abelsdorff und Herr Piper (a. G.): Ueber die Verschiedenheit der directen von der consensuellen Lichtreaction der Pupille.

4) Herr Münch (a. G.): Zur Anatomie des Dilatator pupillae. Veröffentlicht im Januar-Heft der Zeitschr. f. Augenheilk. 1905.

Sitzung vom 17. November 1904.

1) Herr F. Mendel: Krankenvorstellung (Moebius'scher Kernschwund).

2) Herr Greeff: Milchige Thränen.

Greeff zeigt ein Mädchen, das an starkem Thränenfluss leidet. Wenn man schwache Zinklösung einträufelt, so werden die Thränen sofort ganz milchig. Dasselbe geschieht bei anderen Lösungen. Die chemische Untersuchung ergiebt, dass es sich nicht um ausgefälltes Zink handelt, sondern um einen Eiweissniederschlag. Die sonst klaren Thränen sind also auffallend eiweisshaltig. Die Thränendrüse zeigt nichts Abnormes. Aehnliche Beobachtungen scheinen nicht gemacht zu sein.

3) Herr Pollack: Krankenvorstellung (Metastatisches Carcinom der Choroidea).

4) Herr Greeff: Augenärztliche und hygienische Schuluntersuchungen.

Vortr. berichtet ausführlich über die Resultate von Untersuchungen, die er im Auftrag des Kultusministers in Berlin an höheren Schulen angestellt hat, um Unterlagen für den Zusammenhang von Schule und Myopie zu gewinnen.

In Bezug auf die Trachomfrage ist von Interesse, dass sich bei insgesammt 1437 Schülern 299 Mal Follikel in der Conjunctiva fanden = 21 %. Im Friedrich-Werder'schen Gymnasium wurden sogar 31 % Conjunctivitis follicularis aufgefunden. Nach Ansicht der Unitarier hätten wir also die schönste Trachom-Epidemie. Vortr. ist dagegen der Ansicht, dass diese Follikel nicht nur von dem Trachom scharf zu trennen sind und getrennt werden können, sondern dass sie überhaupt keinen Krankheitsbegriff ausmachen. Sie finden sich in Schulen überall und zu allen Zeiten und machen meist gar keine Beschwerden.

Das Vorkommen der Kurzsichtigkeit erläutert am besten folgende Tabelle:

Curventabelle.

Vergleichung der proc. Anzahl der Kurzsichtigen in den drei Gymnasien.

Friedr.-W.	11	14	25	33	25	37	42	33	38 Procent
Wilh.-G.	22	15	17	20	16	40	29	29	39 „
Graues Kl.	18	6	22	46	32	33	35	37	39 „
Procent	VI.	V.	VI.	U. III.	O. III.	U. II.	O. II.	U. I.	O. I.

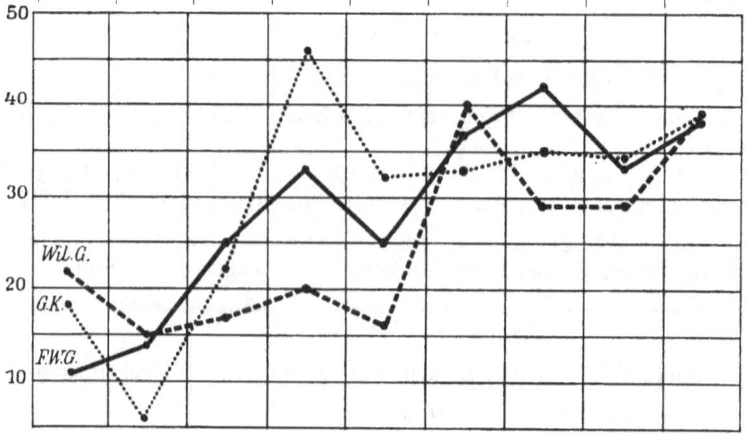

Man sieht, dass alle drei Curven keine erheblichen Abweichungen zeigen. Nicht nur das allmähliche Ansteigen ist ähnlich, sondern auch einige steile Anstiege und Abfälle correspondiren. Im Wilhelms-Gymnasium und im Grauen Kloster finden wir das merkwürdige, mehrfach erwähnte Abfallen der Curven von Sexta zu Quinta. Dann steigt die Curve steil auf im Grauen Kloster bis U. III., eine Ansteigung, die übrigens die beiden anderen Gymnasien auch mitmachen, wenn auch in geringem Maasse. Nach einem kurzen Abfall in O. III. erholen sich die Curven und endigen fast im selben Punkt in O. I. auf 38, 39, 39 %.

Anders ist es mit den Graden der Kurzsichtigkeit. Sie ergaben, dass in dem bei weitem am schlechtesten beleuchteten Gymnasium zum Grauen Kloster die Grade der Kurzsichtigkeit viel höher werden.

Ein breites Capitel ist den Lichtmessungen gewidmet und die verschiedenen Methoden der photometrischen Untersuchung wurden kritisch besprochen. Hauptsächlich ist mit dem Weber'schen Raumwinkelmesser untersucht worden.

An den Schulbänken hat man sehr viel auszusetzen. Es sei besonders die Rettig'sche Schulbank empfohlen.

Den Schluss bilden praktische Vorschläge, die besonders dahin gehen, zwischen das Lernen und Sitzen Erholung und körperliche Bewegungen einzuschieben. Oculus sanus in corpore sano.

5) Herr Thorner: Ueber eine einfache Methode der Tageslichtmessung.

Die bisherigen Methoden zur Messung der Brauchbarkeit von Schulplätzen können in die subjectiven, die Photometer und den Raumwinkelmesser eingetheilt werden. Die subjectiven Methoden nehmen die Erkennbarkeit kleiner Schriftzeichen zum Maassstab und sind ziemlich ungenau. Die Photometer sind kostspielige und schwer transportable Instrumente und haben für diese Zwecke den Fehler, dass sie wohl die momentane Helligkeit genau angeben, aber kein allgemeines Urtheil über den Platz zulassen. Die Bestimmung mit dem Raumwinkelmesser dagegen giebt zwar ein allgemeines Urtheil über den Platz ab, ist aber sehr zeitraubend und mühsam und berücksichtigt nicht die Reflexe der umgebenden Häuser und Wände. Vortr. stellte sich die Aufgabe, ein Instrument zu construiren, das im Gebrauch einfach und leicht transportabel ist, dessen Werthe vom Wetter unabhängig sind, und das die Reflexe der Umgebung mit berücksichtigt. Dies wird möglich durch Vergleichung der Platzhelligkeit mit der Helligkeit des reellen Himmelsbildes, das auf einem Papierblatt durch eine Convexlinse von gegebener Apertur entworfen wird. Das kleine Instrument besteht aus einem Kästchen, das in der oberen Seite eine Convexlinse, über dieser einen drehbaren Spiegel trägt, in der unteren eine feine Oeffnung besitzt. Die Prüfung geschieht einfach so, dass man beurtheilt, ob diese Oeffnung heller oder dunkler als das sie umgebende Himmelsbild ist. In ersterem Falle ist der Platz brauchbar, in letzterem nicht.

6) Her Wiesinger: Eine respiratorische Irisbewegung.

Am 4. October 1904 kam in die Augenklinik der Charité eine 60jährige Patientin, die seit 8 Jahren an zunehmender Schüttellähmung leidet. Die inneren Organe bieten nichts Besonderes, die Patellarschnenreflexe sind erloschen, keine Sensibilitätsstörungen. Ophthalmologisch bot Patientin die besonders linksseitig ausgesprochenen Zeichen der Sympathicuslähmung, den Horner'schen Symptomencomplex: leichte Ptosis, Enophthalmus und Hyperhidrosis. Die Pupillen sind beiderseits hochgradig verengert, links mehr als rechts, und entrundet; sie reagieren nicht auf Lichteinfall, aber gut auf Convergenz. Lässt man in der Nähe fixiren, so bildet die linke Pupille einen vertical gestellten Schlitz von 3 : 1 mm Weite, dessen kleiner Durchmesser sich während der Inspiration langsam auf das Doppelte (2 mm) erweitert, um mit Ablauf der Expiration wieder seine vorige Weite anzunehmen. Die Irisbewegung verläuft immer synchron mit der Athmung, tiefere Inspiration hat eine stärkere Pupillenerweiterung zur Folge. Die Galvanisation des Halssympathicus hat keinen Einfluss auf die Pupille. In der Literatur findet sich ein Fall von respiratorischer Pupillenschwankung, der von Roch-Genf 1903 beschrieben wurde. Bei der Section fanden sich neben Aortenaneurysma ausgedehnte pleuritische perikarditische Verwachsungen. Für die Erklärung des vorliegenden Phänomens kommen meines Erachtens 3 Punkte in Betracht: 1. Die Form und Weite der Pupille, weil sie eine selbst geringe Schwankung im Kaliber der Pupille leicht beobachten lassen. 2. Die Lichtstarre, weil sie die Anwendung intensiver Beleuchtung bei der Beobachtung gestattet und das Ablaufen der respiratorischen Erweiterung nicht durch in Folge vermehrten Lichteinfalls ausgelöste reflectorische Verengerung unterbricht. Schliesslich auch, weil mit Eintritt der Lichtstarre wohl auch die sensiblen und psychischen Einflüsse auf die Pupille aufgehört haben, so dass mit Festlegen der Convergenz bezw. Accommodation die Pupille allen gewöhnlichen Einwirkungen entzogen war. 3. Die Sympathicus-Lähmung, weil das paralytische Gefässsystem der Iris und vor allem der Ciliarfortsätze, die unter normalen Verhältnissen ein Reservoir für den Füllungszustand der Iris darstellen und wie ein Ventil Blutdruckschwankungen von letzterer fernhalten sollen, dem Einfluss der Athmung auf den peripheren Gefässdruck weniger Widerstand entgegensetzen können. (Autoreferat.)

7) Herr J. Hirschberg: Ueber einen seltenen Operationsfall. (Veröffentlicht im Dezember-Heft des Centralbl. f. Augenheilk. 1904.)

Sitzung vom 15. Dezember 1904.

1) Herr v. Michel: Anatomischer Befund von markhaltigen Nervenfasern. (Demonstration von Präparaten.)

2) Herr v. Michel: Geschwulst (Fibrom) der Sehnervenpapille. (Demonstration von Präparaten.)

3) Herr Helbron: Ueber Kroenlein'sche Operation.

Namenregister.

Zeitschriften aus dem Verlage von VEIT & COMP. in Leipzig

Annalen der Naturphilosophie.

Herausgegeben von

Wilhelm Ostwald,

o. ö. Professor der physikalischen Chemie an der Universität Leipzig.

Die „Annalen der Naturphilosophie" erscheinen in zwanglosen Heften. Drei bis vier Hefte bilden einen Band; sein Preis beträgt durchschnittlich 14 *M.*

Archiv für Anatomie und Physiologie.

Fortsetzung des von Reil, Reil und Autenrieth, J. F. Meckel, Joh. Müller, Reichert und du Bois-Reymond herausgegebenen Archives.

Herausgegeben von

Dr. Wilh. Waldeyer, Prof. der Anatomie an der Universität Berlin, und **Dr. Th. W. Engelmann,** Prof. der Physiologie an der Universität Berlin.

Vom „Archiv für Anatomie und Physiologie" erscheinen jährlich 12 Hefte mit Abbildungen im Text und Tafeln. 6 Hefte davon entfallen auf den anatomischen und 6 auf den physiologischen Teil. Der Preis des Jahrganges ist 54 *M.*

Die anatomische Abteilung (Archiv für Anatomie und Entwicklungsgeschichte) kostet bei Einzelbezug 40 *M*, die physiologische Abteilung (Archiv für Physiologie) 26 *M.*

Skandinavisches Archiv für Physiologie.

Herausgegeben von

Dr. Robert Tigerstedt,

o. ö. Professor der Physiologie an der Universität Helsingfors.

Das „Skandinavische Archiv für Physiologie" erscheint in Bänden von 5—6 Heften mit Abbildungen im Text und Tafeln. Der Preis des Bandes beträgt 22 *M.*

Neurologisches Centralblatt.

Übersicht der Leistungen auf dem Gebiete der Anatomie, Physiologie, Pathologie und Therapie des Nervensystems einschliesslich der Geisteskrankheiten.

Herausgegeben von

Prof. Dr. E. Mendel in Berlin.

Monatlich erscheinen zwei Hefte. Preis des Jahrganges 24 *M.*

Centralblatt für praktische Augenheilkunde.

Herausgegeben von

Prof. Dr. J. Hirschberg in Berlin.

Monatlich ein Heft. Preis des Jahrganges 12 *M*; bei direkter Zusendung unter Streifband 12 *M* 80 *Pf.*

Dermatologisches Centralblatt.

Internationale Rundschau auf dem Gebiete der Haut- und Geschlechtskrankheiten.

Herausgegeben von

Dr. Max Joseph in Berlin.

Monatlich eine Nummer. Preis des Jahrganges 12 *M.* Der Jahrgang beginnt im Oktober.

Zeitschrift für Hygiene und Infektionskrankheiten.

Herausgegeben von

Prof. Dr. Robert Koch,

Geh. Medicinalrath,

Prof. Dr. C. Flügge Geh. Medicinalrath und Director des hygienischen Instituts der Universität Breslau, und **Prof. Dr. G. Gaffky,** Geh. Medicinalrath und Director des Instituts für Infektionskrankheiten zu Berlin.

Die „*Zeitschrift für Hygiene und Infektionskrankheiten*" erscheint in Bänden von 30—35 Druckbogen mit Abbildungen und Tafeln, die in zwanglosen Heften zur Ausgabe gelangen. Einzelne Hefte sind nicht käuflich. Der Preis eines Bandes beträgt durchschnittlich 20 *M.*

Druck von Metzger & Wittig in Leipzig.

Verlag von VEIT & COMP. in Leipzig

BEITRÄGE ZUR AUGENHEILKUNDE.

FESTSCHRIFT,

JULIUS HIRSCHBERG

VON SCHÜLERN UND FREUNDEN AUS ANLASS SEINER FÜNFUNDZWANZIGJÄHRIGEN WIRKSAMKEIT ALS PROFESSOR AN DER UNIVERSITÄT BERLIN IN VEREHRUNG ÜBERREICHT.

Mit 24 Abbildungen im Text und 10 Tafeln.

Roy. 8. 1905. geh. 16 *M.*

Inhalt: Giuseppe Albertotti, Trattamento della Cataratta. — Elia Baquis, La trombosi della vena centrale della retina. — A. Birnbacher, Über die Ursachen der Binnendrucksteigerung bei Geschwülsten innerhalb des Augapfels. Mit zwei Tafeln. — Claude du Bois-Reymond, Zur Geschichte der Glaslinsen. — Giuseppe Cirincione, Anatomische Untersuchungen über Retinitis proliferans. — van Duyse, Xanthome double et symétrique des conjunctives bulbaires. Mit zwei Tafeln. — Oskar Fehr, Primäres Sarkom der Iris. Mit einer Tafel. — R. Kuthe und S. Ginsberg, Malignes Epitheliom des Ciliarkörpers bei einem fünfjährigen Kinde. Mit drei Tafeln. — de Lapersonne, Blépharoplastie par la méthode italienne modifiée (opération de Graefe). — Loeser, Über die Beziehungen zwischen Flächengröfse und Reizwert leuchtender Objekte bei fovealer Beobachtung. — Fritz Mendel, Netzhautblutungen bei Meningitis syphilitica. — Kurt Mendel, Beitrag zur Pathologie des Halssympathikus. — Chr. Merz-Weigandt, Aus dem allgemeinen Krankenhaus in Eger. — Alfred Moll, Zur Darstellung des Neuroglia und der Achsenzylinder im Sehnerven. Mit einer Tafel. — Wilhelm Mühsam, Ein Fall von Sklerodermie der Lider. — Max Peschel, Ein Fall von Dermoidzyste der Orbita mit zahlreichen Mastzellen. Mit einer Tafel. — Otmar Purtscher, Zur Vorhersage der Augenverletzungen durch stumpfe Gewalt mit besonderer Berücksichtigung des Kuhhornstofses. — O. Schwarz, Einseitiges Brückenkolobom der Iris und doppelseitiges Aderhautkolobom. — Richard Simon, Über die diagnostische Verwertung der erworbenen Violettblindheit. — Kurt Steindorff, Über Häufigkeit und Heilbarkeit der sympathischen Augenentzündung. — Bruno Wolff, Über Augenverletzungen des Kindes bei der Geburt.

FSC
www.fsc.org
MIX
Papier | Fördert gute Waldnutzung
FSC® C083411

Kolibri 360 GmbH
Ferdinand-Jühlke-Straße 7
99095 Erfurt, Deutschland
produktsicherheit@kolibri360.de